YAOWUFENXIJICHUSHIXUN

药物分析基础实训

主审 郑 敏

主编 鲍 群

编者 曹美玉 鲍 群

U0229998

中国医药科技出版社

内 容 提 要

　　本书是医药高等职业教育创新教材之一，本书共分 3 篇：化学实验基础知识、容量分析操作（包括滴定管、容量瓶、移液管等滴定分析常用仪器的使用）、药物分析简单仪器使用（包括梅特勒托利多酸度计、可见分光光度计和紫外可见分光光度计的使用等）。内容实用，通俗易懂。

　　本书供高职药物分析相关专业使用。

图书在版编目（CIP）数据

药物分析基础实训/鲍群主编. —北京：中国医药科技出版社，2013. 8

医药高等职业教育创新教材

ISBN 978 - 7 - 5067 - 6229 - 8

Ⅰ. 药…　Ⅱ. ①鲍…　Ⅲ. 药物分析—高等职业教育—教材　Ⅳ. ①R917

中国版本图书馆 CIP 数据核字（2013）第 123820 号

美术编辑　陈君杞
版式设计　郭小平

出版　中国医药科技出版社
地址　北京市海淀区文慧园北路甲 22 号
邮编　100082
电话　发行：010-62227427　邮购：010-62236938
网址　www. cmstp. com
规格　787×1092mm¹⁄₁₆
印张　5¾
字数　102 千字
版次　2013 年 8 月第 1 版
印次　2013 年 8 月第 1 次印刷
印刷　廊坊市广阳区九洲印刷厂
经销　全国各地新华书店
书号　ISBN 978 - 7 - 5067 - 6229 - 8
定价　**15. 00 元**
本社图书如存在印装质量问题　请与本社联系调换

B 编写说明
IANXIESHUOMING

　　近几年来，中国医药高等职业教育发展迅速，成为医药高等教育的半壁河山，为医药行业培养了大批实用性人才，得到了社会的认可。

　　医药高等职业教育承担着培养高素质技术技能型人才的任务，为了实现高等职业教育服务地方经济的功能，贯彻理论必需、够用，突出职业能力培养的方针，就必须具有先进的职业教育理念和培养模式。因此，形成各个专业先进的课程体系是办好医药高等职业教育的关键环节之一。

　　江苏联合职业技术学院徐州医药分院十分注重课程改革与建设。在对工作过程系统化课程理论学习、研究的基础上，按照培养方案规定的课程，组织了一批具有丰富教学经验和第一线实际工作经历的教师及企业的技术人员，编写了《中药制药专门技术》、《药物分析技术基础》、《药物分析综合实训》、《分析化学实验》、《药学综合实训》、《仪器分析实训》、《药物合成技术》、《药物分析基础实训》、《医疗器械监督管理》、《常见病用药指导》、《医药应用数学》、《物理》等高职教材。

　　江苏联合职业技术学院徐州医药分院教育定位是培养拥护党的基本路线，适应生产、管理、服务第一线需要的德、智、体、美各方面全面发展的医药技术技能型人才。紧扣地方经济、社会发展的脉搏，根据行业对人才的需求设计专业培养方案，针对职业要求设置课程体系。在课程改革过程中，组织者、参与者认真研究了工作过程系统化课程和其他课程模式开发理论，并在这批教材编写中进行了初步尝试，因此，这批教材有如下几个特点。

　　1. 以完整职业工作为主线构建教材体系，按照医药职业工作领域不同确定教材种类，根据职业工作领域包含的工作任务选择教材内容，对应各个工作任务的内容既保持相对独立，又蕴涵着相互之间的内在联系；

　　2. 教材内容的范围与深度与职业的岗位群相适应，选择生产、服务中的典型工作过程作为范例，安排理论与实践相结合的教学内容，并注意知识、能力的拓展，力求贴近生产、服务实际，反映新知识、新设备与新技术，并将 SOP 对生产操作的规范、《中国药典》2010 年版对药品质量要求、GMP、GSP 等法规对生产与服务工作质量要求引入教材内容中。项目教学、案例教学将是本套教材较为适用的教学方法；

3. 参加专业课教材编写的人员多数具有生产或服务第一线的经历，并且从事多年教学工作，使教材既真实反映实际生产、服务过程，又符合教学规律；

4. 教材体系模块化，各种教材既是各个专业选学的模块，又具有良好的衔接性；每种教材内容的各个单元也形成相对独立的模块，每个模块一般由一个典型工作任务构成；

5. 此批教材即适合于职业教育使用，又可作为职业培训教材，同时还可做为医药行业职工自学读物。

此批教材虽然具有以上特点，但由于时间仓促和其他主、客观原因，尚有种种不足之处，需要经过教学实践锤炼之后加以改进。

医药高等职业教育创新教材编写委员会
2013 年 3 月

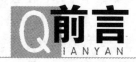

前言

《药物分析基础实训》为药物分析相关专业的必修课程，在教学上主要增加学生对药物分析操作的感性认识，掌握化学分析操作技能和相应的基础知识，为以后分析化学、药物分析等专业课程的学习打下坚实的实验基础。

根据学生的实际特点和实训中心的实验条件，参考国内出版的一些实验教材，并结合多年的教学实践经验编写本书。本书共分3篇，分别为：化学实验基础知识、容量分析操作（包括滴定管、容量瓶、移液管等滴定分析常用仪器的使用）、药物分析简单仪器使用（包括梅特勒托利多酸度计、可见分光光度计和紫外可见分光光度计的使用等）。其特点是按模块编写，体现了实际、实践、实用的原则，通俗易懂，适合于高职药物分析技术等相关专业学生使用。

本书由鲍群编写第一篇化学实验基础知识和第二篇容量分析操作、曹美玉编写第三篇药物分析简单仪器使用。全教材由鲍群统稿，郑敏老师主审。

本书在编写过程中得到学校各级领导和同事的大力支持和帮助，在此我们表示衷心感谢。

由于编者经验不足，能力有限，加之时间仓促，书中难免有错误及不足之处，敬请广大读者及同行专家批评指正。

编　者

2013 年 3 月

M目录
MULU

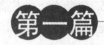

化学实验基础知识

第一章

化学实验课学生守则

1. 实验前做好预习和实验准备工作，检查实验所需要的药品、仪器是否齐全。

2. 实验时要集中精力，认真操作，仔细观察，积极思考，如实详细地做好记录。

3. 在实验室必须保持安静，因故缺席未做的实验应补做。

4. 爱护国家财物，小心使用仪器和实验室设备，注意节约水、电、煤气。如有损坏，必须及时登记补领。

5. 实验台上的仪器应整齐地放在一定的位置上，并经常保持台面的清洁。酸性废液应倒入废液缸内，切勿倒入水槽，以防堵塞或锈蚀下水管道。碱性废液倒入水槽并用水冲洗。

6. 按规定的量取用药品，注意节约。取用药品后，及时盖好原瓶盖。放在指定位置的药品不得擅自挪拿移位。

7. 使用精密仪器时，必须严格遵循操作规程进行，细心谨慎，避免因粗心大意而损坏仪器。如发现仪器有故障，应立即停止使用，报告教师，及时排除故障。使用后填写登记本。

8. 实验结束将所用仪器洗净并整齐地放回实验柜内，柜内仪器应存放有序。注意实验台及试剂架清洁整齐，关好电闸、水龙头和煤气。

9. 每次实验后由学生轮流值日，负责打扫和整理实验室，并检查水龙头、煤气开关、门窗是否关紧，电闸是否关闭，以保持实验室的整洁和安全。

10. 发生意外事故时应保持镇静，不要惊慌失措；遇有烧伤、烫伤、割伤时应立即报告教师，及时急救和治疗。

师生互动

1. 在进行化学实验时应注意哪些安全问题，将注意事项写在不同的卡片上，与小组同学讨论，然后归类总结，在班上交流。

2. 你能举出经历过或所了解的发生安全问题的例子吗？

3. 讨论

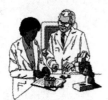

实验室安全守则-应做篇
※ 要服从老师指示。有疑问时，要向老师提问。

实验室安全守则-应做篇
※ 做完实验后，记住洗手。

实验室安全守则-不应做篇
※ 未经教师批准不可以进入实验室

实验室安全守则-不应做篇
· 未经老师批准*不得*擅取任何物品或药品。

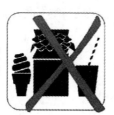

实验室安全守则-不应做篇
· 不可以在实验室内饮食。

实验室安全守则-不应做篇
· 实验进行时，**不可**擅自离开实验室。

化学实验的安全

在化学实验中，经常使用各种化学药品和仪器设备，以及水、电、煤气，还会经常遇到高温、低温、高压、真空、高电压、高频和带有辐射源的实验条件和仪器，若缺乏必要的安全防护知识，会造成生命和财产的巨大损失。

第一节 我国关于危险化学品的分类

第一类 爆炸品（图 1 - 1）。爆炸品指在外界作用下（如受热、摩擦、撞击等）能发生剧烈的化学反应，瞬间产生大量的气体和热量，使周围的压力急剧上升，发生爆炸，对周围环境、设备、人员造成破坏和伤害的物品。

第二类 压缩气体和液化气体，指压缩的、液化的或加压溶解的气体。这类物品当受热、撞击或强烈震动时，容器内压力急剧增大，致使容器破裂，物质泄漏、爆炸等。

它分3项。第1项：易燃气体，如氨气、一氧化碳、甲烷等。

第2项：不燃气体（包括助燃气体），如氮气、氧气等。

第3项：有毒气体，如氯（液化的）、氨（液化的）

图 1 - 1　爆炸品

图 1 - 2　压缩气体和液化气体

第三类 易燃液体，本类物质在常温下易挥发，其蒸气与空气混合能形成爆炸性混合物。

图 1 - 3　易燃液体

第四类 易燃固体、自燃物品和遇湿易燃物品（图1-4）。

图1-4 易燃固体、自燃物品和遇湿易燃物品

第五类 氧化剂和有机过氧化物（图1-5）。

图1-5 氧化剂和有机过氧化物

第六类 毒害品（图1-6）。

图1-6 毒害品

第七类 放射性物品（图1-7），它属于危险化学品，但不属于《危险化学品安全管理条例》的管理范围，国家还另外有专门的"条例"来管理。

图1-7 放射性物品

第八类 腐蚀品（图1-8），指能灼伤人体组织并对金属等物品造成损伤的固体或液体。

图1-8 腐蚀品

第二节　化学药品的使用与安全

一、化学药品的毒性

1. 大多数化学药品都有不同程度的毒性。有毒化学药品可通过呼吸道、消化道和皮肤进入人体而发生中毒现象。

2. 醇、醚等有机物对人体有不同程度的麻醉作用；卤代烃有损肝肾而胺类化合物有损造血功能。

3. 三氧化二砷、氰化物、氯化高汞等是剧毒品，吸入少量会致死。

二、防毒措施

1. 实验前应了解原料与产物的毒性，尽量在通风橱中做实验。

2. 实验时应配戴防护眼镜，手套，穿实验服甚至使用防毒面具（图1-9）。

3. 实验操作要规范，处理好有毒废液，离开实验室要洗手。

4. 剧毒药品如汞（盐）、镉盐、铅盐等应专柜保管，有使用记录。

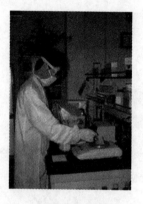
称取粉状药品

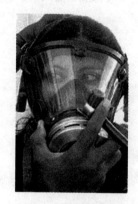
使用防毒面罩

图1-9　防毒措施

三、化学试剂的易燃性与防火

乙醚、酒精、丙酮、二硫化碳、苯等有机溶剂易燃，实验室不得存放过多。

金属钠、钾、铝粉、镁粉、黄磷以及金属氢化物要注意使用安全，特别是惰性气体保护。

起火原因

（1）电器发热或短路（变压器，熔点仪等）；

（2）明火（火柴、打火机等）；

（3）易燃气体药品泄漏或试剂瓶意外破损等；

（4）夏日高温天气使得低沸点的溶剂如乙醚、石油醚、丙酮等自然挥发，当达到其闪点时，易出现起火燃烧。

四、防火措施

（1）注意实验室内的通风，严禁吸烟，常检查电线是否破损。

（2）万一着火，应冷静判断情况，采取适当措施灭火；可根据不同情况，选用沙、干粉或 CCl_4 灭火器灭火。

（3）火焰过大，难以控制时，应及时离去报火警：119；急救：120；报警：110 撤离时，应走楼两侧的楼梯，不可乘电梯。

实验室常用灭火器及其适用范围列于表 1-1。

表 1-1 实验室常用灭火器及其适用范围

灭火器类型	主要成分	适用范围
酸碱式灭火器	H_2SO_4 和 $NaHCO_3$	非油类和电器失火的一般初起火灾
泡沫灭火器	$Al_2(SO_4)_3$ 和 $NaHCO_3$	油类起火
二氧化碳灭火器	液态 CO_2	电器起火，小范围油类及忌水化学物质的失火
四氯化碳灭火器	液态 CCl_4	电器起火，小范围汽油、丙酮等失火，不能用于钾、钠的失火
干粉灭火器	$NaHCO_3$、硬脂酸铝、云母粉和滑石粉等	油类、可燃性气体、电器、精密仪器、图书文件和遇水易燃物品的初起火灾
1211 灭火器	液体 CF_2ClBr	油类、有机溶剂、精密仪器、高压设备的失火

五、防腐

1. 防高温灼伤

电热盘、热油浴、玻璃加工等。

2. 除了防高温灼伤以外，液氮、强酸、强碱、强氧化剂、溴、磷、钠、钾、苯酚、醋酸等物质都会灼伤腐蚀皮肤；应注意不要让皮肤与之接触，尤其防止溅入眼中。

3. 防腐措施

防护眼镜，实验服，手套等（图 1-10）。及时清洗伤处，简单护理，必要时及时就医。

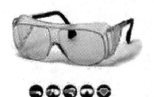

防护眼镜

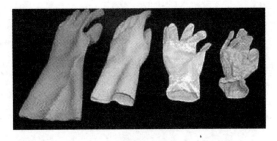

防护手套

图 1-10 防腐措施

六、废弃物处理分类

1. 无机废液与废料
2. 有机废液（应用塑料桶存放，交专业部门处理）
3. 破损的玻璃仪器
4. 尖锐废弃物：针头、刀片、注射器等

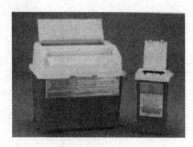
处理针头刀片

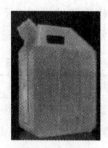
有机废液回收

图 1 - 11 废弃物处理

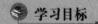
师生互动

讨论实验中的常见错误：
1. 实验时不穿实验服
2. 饮料瓶作试剂瓶
3. 实验室放置饮料
4. 实验时喧哗或聊天
5. 实验结束后，忘关闭仪器、忘关水源
6. 离开实验室时忘随手锁门、忘关照明灯

第三节 试剂知识

学习目标

1. 了解化学试剂的规格及适用范围。
2. 合理选用化学试剂。
3. 能正确取用化学试剂。

一、化学试剂的分类与规格

化学试剂的种类很多，其分类和分类标准也不尽一致。我国化学试剂的标准有国

家标准（GB）、原化工部标准（HG）以及企业标准（QB）。按用途可分一般试剂、标准试剂、高纯试剂、专用试剂。按组成、性质、结构又可分无机试剂、有机试剂。而且新的试剂还在不断产生，没有绝对的分类标准。

1. 标准试剂

标准试剂是用于衡量其他（待测）物质化学量的标准物质。我国习惯于将滴定分析用的标准试剂和相当于 IUPAC（国际纯粹与应用化学联合会）的 C 级、D 级的 pH 标准试剂称为基准试剂和 pH 基准试剂。标准试剂的特点是主体含量高而且准确可靠，其产品一般由大型试剂厂生产，并且严格按国家标准进行检验。

2. 一般试剂

一般试剂是实验室最普遍使用的试剂，包括通用的一、二、三级（四级试剂已很少见）试剂及生化试剂等。一般试剂的分级、标志、标签颜色及适用范围见表 1 - 2。

表 1 - 2　试剂的规格与适用范围

级别	名称	代号	瓶标颜色	适用范围
一级	优级纯	G. R.	绿色	痕量分析和科学研究
二级	分析纯	A. R.	红色	一般定性定量分析实验
三级	化学纯	C. P.	蓝色	适用于一般的化学制备和教学实验
四级	实验试剂	L. R.	棕色或其他颜色	一般的化学实验辅助试剂

除上述一般试剂外，还有一些特殊要求的试剂，如指示剂、生化试剂和超纯试剂（如电子纯、光谱纯、色谱纯）等，这些都会在瓶标签上注明，使用时请注意。因为不同规格的试剂其价格相差很大，选用时应注意节约，防止超级别使用造成浪费。如果能达到应有的实验效果，应尽可能采用级别较低的试剂。

3. 高纯试剂

高纯试剂的特点是杂质含量很低（比优级纯或基准试剂都低），其主体含量一般与优级纯试剂相当，而且规定检测的杂质项目比同种优级纯或基准试剂多 1 ~ 2 倍。

高纯试剂主要用于微量或痕量分析中试样的分解及试液的制备。例如，测定某试样中痕量的铅，其含量约为 0.0001%，若用 20ml 优级纯盐酸分解 2g 试样，则由盐酸试剂所引入的铅可能达到被测试样铅含量的 2 倍，在这样高的空白值下进行测定会使结果很不可靠。如改用高纯盐酸分解试样，就可明显降低试剂的空白值。

4. 专用试剂

专用试剂是指具有专门用途的试剂，例如仪器分析专用试剂中有色谱分析标准试剂、气相色谱载体及固定液、液相色谱填料、薄层色谱分析试剂、紫外及红外光谱纯试剂、核磁共振分析用试剂、光谱纯试剂等。与高纯试剂相似之处是，专用试剂不仅主体含量较高，而且杂质含量很低。它与高纯试剂的区别是，在特定的用途中（如发射光谱分析）有干扰的杂质成分只需控制在不致产生明显干扰的限度以下。

二、试剂的存放

存放试剂，常根据其性质及取用方便的原则来确定。

固体试剂一般都用广口瓶存放。液体试剂则盛在细口的试剂瓶中。一些用量少而使用频繁的试剂，如指示剂、定性分析试剂等常用滴瓶来盛放。见光易分解的试剂（如 $AgNO_3$ 等）应装在棕色瓶中。如图 1-12 所示。

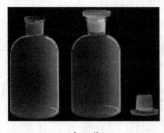 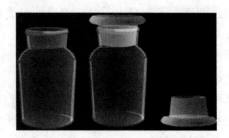

小口瓶　　　　　　　　　　广口瓶

图 1-12　试剂瓶

试剂瓶的瓶盖一般都是磨口的，密封性好，可使长时间保存的试剂不变质。但盛放强碱性试剂（如 **NaOH、KOH**）的瓶塞应换用橡皮塞，以防粘连而打不开。

每个试剂瓶上都应贴上标签，并标明试剂的名称、纯度、浓度和配制日期，绝对不能在试剂瓶中装入与标签不相符合的试剂，以免造成差错。

对于易燃、易爆、强氧化性、强腐蚀性及剧毒品的存放，应分类单独存放，并有专人保管。

三、试剂的取用

1. 固体试剂取用规则

（1）取用固体试剂一般用牛角匙。牛角匙两端为大小两个匙，取大量固体时用大匙，取小量固体时用小匙。

（2）试剂取用后，要立即把瓶塞盖严（注意瓶塞不允许任意放置，且不要盖错），并将试剂瓶放回原处。

（3）多取出的药品，不要再倒回原瓶。（为什么不能倒回原瓶？）

可将其放入指定的容器以供其他人使用。

（4）称取一定量的固体试剂时，可根据其性质选不同的器皿盛放。把固体放在称量纸或表面皿、称量瓶上，依要求选用不同精度的称量天平（托盘天平、分析天平、电子天平）称量。颗粒较大的固体应在研钵中研碎后再称量，研钵中所盛固体的量不得超过容积的三分之一。（如图 1-13 所示）

（5）往试管中加入固体试剂（图 1-14）。

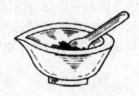

图 1-13　块状固体的研磨

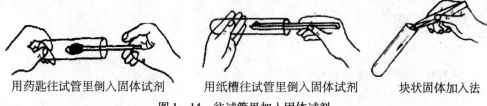

用药匙往试管里倒入固体试剂　　　用纸槽往试管里倒入固体试剂　　　块状固体加入法

图1-14　往试管里加入固体试剂

2. 液体试剂取用规则

（1）从细口试剂瓶中取用试剂：先将瓶塞取下，反放在操作台面上。左手拿接受器（量筒、试管等），右手握住试剂瓶上贴标签的一面，逐渐倾斜瓶子，让试剂沿洁净的瓶口流入量筒或沿洁净的玻璃棒注入烧杯中（操作见图1-15）。

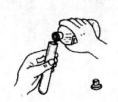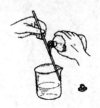

往试管中倒取液体试剂　　　　　　往烧杯中倒入液体试剂

图1-15　细口瓶取用试剂

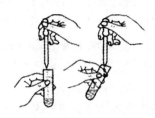

图1-16　往试管中滴加液体试剂

（2）量取液体时，可根据需要选用不同容量的量筒。量取液体时，要按图1-17所示，使视线与量筒内液体的弯月面的最低处保持水平，偏高或偏低都会读不准而造成较大的误差。

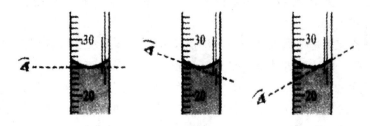

图1-17　观察量筒内液体的容积

（3）如需更准确地量取，则用移液管、滴定管。

（4）取易挥发性的试剂（浓盐酸、浓硝酸），应在通风橱中进行。

1. 一般化学试剂有哪些规格？各有什么用途？
2. 取用固体试剂和液体试剂时应注意什么？

第四节　化学实验室用水

学习目标

1. 了解化学实验用水的分类、级别、主要指标及用途。
2. 能选择使用化学实验用水。

水是一种使用最广泛的化学试剂。是最廉价的溶剂和洗涤液，进行化学实验时，洗涤仪器、配制溶液、溶解试样、冷却降温均需用水。各种天然水，由于长期与土壤、空气、矿物质等接触，都不同程度地溶有无机盐、气体和某些有机物等杂质。一般讲，水中含离子性杂质的量的顺序为：盐碱地水＞井水（或泉水）＞自来水＞河水＞塘水＞雨水；含有机物杂质的量的顺序是：塘水＞河水＞井水＞泉水＞自来水。因此，天然水不宜直接用于化学实验，必须进行处理。

我国已制定了实验室用水的国家标准 GB/T 6682—1992《实验室用水规格》，进行化学实验时，应根据具体任务和要求的不同，选用不同规格的实验室用水。

一、实验室用水的制备

制备实验室用水的原料水，通常多采用自来水。根据制备方法不同，一般将实验用水分为蒸馏水、离子交换水和电渗析水。由于制备方法不同，纯水的质量也有差异。

1. 蒸馏水的制备

蒸馏法制备纯水是根据水与杂质的沸点不同，将自来水（或其他天然水）用蒸馏器蒸馏而制得的。用这种方法制备纯水操作简单，成本低廉，不挥发的离子型和非离子型杂质均可除去，但不能除去易溶于水的气体。蒸馏一次所得蒸馏水仍含有微量杂质，只能用于一般化学实验，对洗涤洁净度高的仪器和进行精确的定量分析工作，则必须采用多次蒸馏而得到的二次、三次甚至更多次的高纯蒸馏水。

必须指出，以生产中的水汽冷凝制得的"蒸馏水"，因含杂质较多，是不能直接用于分析化学实验的。

2. 离子交换水的制备

蒸馏法制备纯水产量低，一般纯度也不够高。化学实验室广泛采用离子交换树脂来分离出水中的杂质离子，这种方法称为离子交换法。因为溶于水的杂质离子已被除去，所以制得的纯水又称为去离子水，离子交换法制纯水具有出水纯度高，操作技术易掌握，产量大，成本低等优点，很适合于各种规模的化验室采用。该方法的缺点是设备较复杂，制备的水未除去非离子型杂质，含有微生物和某些微量有机物。

3. 电渗析水的制备

这是在离子交换技术基础上发展起来的一种方法。它是在外电场的作用下，利用阴阳离子交换膜对溶液中离子的选择性透过而使杂质离子自水中分离出来从而制得纯水的方法。电渗析水纯度比蒸馏水低，未除去非离子型杂质，电阻率为 $10^3 \sim 10^4 \Omega \cdot cm$。

二、实验室用水的级别

国家标准规定的实验室用水分为三级，其规格见表 1 – 3。

表 1 – 3　实验室用水的级别及主要指标

指标名称	一级	二级	三级
pH 范围			5.0 ~ 7.5
电导率（25℃）/（mS/m）≤	0.01	0.10	0.50
吸光度（254nm，1cm 光程）≤	0.001	0.1	
可氧化物质（以 O 计）/（mg/L）≤		0.8	0.4
蒸发残渣（105℃ ±2℃）/（mg/L）≤		1.0	2.0
可溶性硅（以 SiO_2 计）/（mg/L）≤	0.01	0.02	

1. 一级水

一级水可用二级水经过石英设备蒸馏或离子交换混合床处理后，再经 0.2pm 微孔滤膜过滤来制取。一级水用于有严格要求的分析实验，包括对颗粒有要求的实验，如高压液相色谱分析用水。

2. 二级水

二级水可用多次蒸馏或离子交换等方法制取，其用于无机痕量分析等实验，如原子吸收光谱分析、电化学分析实验等。

3. 三级水

三级水可用蒸馏或离子交换等方法制取，它是最普遍使用的纯水，可用于一般无机及分析化学实验，还可用于制备二级水乃至一级水。

想一想

1. 自来水为什么不能直接用于化学实验？
2. 纯水有几种级别？各有何用途？
3. 普通化学分析实验是否应该使用一级水？

实验记录和数据处理

一、实验记录

　　化学实验中的各种测量数据及有关现象应及时、准确、详细而如实地记录在专门的实验原始记录本上，切忌带有主观因素，更不能随意抄袭、拼凑或伪造数据。实验记录是化学实验工作原始情况的记载，其要求如下：

　　（1）用钢笔或圆珠笔填写，对文字记录应简单、明了、清晰、工整，对数据记录，要尽量采用一定的表格形式。

　　（2）实验中涉及到的各种特殊仪器的型号、实验条件、标准溶液浓度等应及时记录。

　　（3）记录实验数据时，只能保留最后一位可疑数字。例如，常用滴定管的最小刻度是 0.1ml，而读数时要读到 0.01ml。如某一滴定管中溶液的体积读数为 23.35ml，其中前三位数字是准确读取的，而最后一位 5 是估读的，有人可能估计为 4 或 6，即有正负一个单位的误差，该溶液的实际体积是在（23.35±0.01）ml 范围内的某一个数值。此时体积测量的绝对误差为 ±0.01ml；相对误差为：

$$\frac{\pm 0.01}{23.35} \times 100\% = \pm 0.04\%$$

我们称最后一位数字为可疑数字、有误差的数字或不确定的数字。

　　（4）原始数据不准随意涂改，不能缺项。在实验中，如发现数据测错、记错或算错需要改动时，可将该数据用一横线划去，并在其上方写上正确数字。

二、有效数字的意义和位数

1. 有效数字的意义

　　有效数字是指实际上能测量到的数字，包括所有准确数字和最后一位可疑数字。其位数多少应与分析方法和测量仪器的准确度一致。

　　例 1　用托盘天平称量样品重量，记为 0.2g，因托盘天平的最小刻度为 0.1g，其相对误差为：

$$RE = \frac{\pm 0.1}{0.2} \times 100\% = \pm 50\%$$

而用万分之一分析天平称量，则应记为 0.2000g，分析天平的最小刻度是 0.1mg，其相对误差为：

$$RE = \frac{\pm 0.0001}{0.2000} \times 100\% = \pm 0.05\%$$

由例题可见，分析数据的位数意义重大。显然，上例中轻重没有差别的 0.2g 和 0.2000g，由于使用仪器的精度不同，记录位数亦不同，其准确度相差 1000 倍。因此，在记录分析中的测量数据时，一定要按仪器的实际精度记录数据，只保留一位可疑数字，多记或少记位数都是错误的。

2. 有效数字的位数

在确定有效数字的位数时应注意以下问题：

（1）0 的意义　0 在具体数值之前，只作定位，不属于有效数字；而在数值中间或后面时，均为有效数字。

例如 1.05　0.200　0.0306 均为三位有效数字。

（2）对数中有效数字的位数，取决于小数点后数字的位数，常用的 pH、pK 等均为此类，例如 pH = 8.02、pH = 10.43 均为二位有效数字。因为整数部分只代表原真数的方次，例如：pH = 12.56，其 $[H^+] = 2.1 \times 10^{-13}$，真数为两位有效数字。

（3）对很大或很小的数字，可用 10 的方次表示，一般小数点前保留一位整数，有效数字位数不变。计算单位需改变时，其有效数字位数亦不变。

如 0.006205，2500 可分别写成 6.205×10^{-3}，2.500×10^3，15.00ml 可写成 0.01500L，10.2L 可写成 1.02×10^4ml。

（4）在记录或运算式中的倍数或分数视为无误差数字或无限多位有效数字，因为它不是测量出来的数据，如 1/2 × 相对原子质量、3 × 相对分子质量，其中的 1、2、3 均是自然数。

三、有效数字的运算规则

1. 数字的修约

在处理实验数据时，各测量值位数不一，为保证分析的准确度，又减少不必要的计算麻烦，需将数据按一定的有效数位进行修约，其规则如下：

（1）四舍六入五留双　有效数位确定后，处理其多余部分最前一位按四舍六入进行取舍，修约数字为 5，且 5 后无数字或者 0 时，有效数字最后一位留双数，即奇数进 1，偶数舍弃（0 为偶数）；若 5 后不全为 0 时，无论偶数或奇数均进 1。

例 2　将下列数据修约成四位有效数字

1.25448 – 1.254　　　0.311261 – 0.3113　　　32.025% – 32.02%

1.22651 – 1.227　　　0.099815 – 0.09982　　　40.105 – 40.10

（2）数字修约要求一次完成，不能多次层层修约。如将 1.148 修约成二位有效数字，应一次修约成 1.1，而不能 1.148→1.15→1.2。

2. 运算规则

有效数字的运算应遵循一定规则，使运算结果与实验数据的准确度一致。

（1）加减法　几个数据进行加减运算时，其有效数字的位数应以小数点后位数最少的数据（绝对误差最大）为准，因其它数据后面数位再多，已没有意义，其余数据依次修约，然后进行计算。

例 3　计算 $0.0124 + 20.12 + 1.236 - 2.255$

先对数据进行修约以 20.12 为准，修约后再计算

$0.01 + 20.12 + 1.24 - 2.26 = 19.11$

（2）乘除法　几个数据进行乘除运算时，其有效数字的位数应以有效数字位数最少的数据为准（相对误差最大）。其余数据依次修约：

例 4　计算

$$\frac{0.0124 \times 20.12 \times 1.236}{2.255}$$

先修约再计算，以三位有效数字为准

$$\frac{0.0124 \times 20.1 \times 1.24}{2.26} = 0.137$$

运算结果仍保留三位有效数字，与数据的准确度一致。

（3）首位数是 8 或 9 的数值参加运算时，计算过程可多留一位，如 8.96 是三位有效数字，计算过程中可当成四位，最后结果仍保留三位有效数字。例如，9.86×0.50215 计算时，先修约后计算，$9.86 \times 0.5022 = 4.95$，最后结果还保留三位有效数字。

四、有效数字及运算在分析化学中的应用

1. 正确记录实验数据

应按有效数字的定义要求记录实验数据，根据分析方法和仪器实际上能达到的准确度，保留一位可疑数字（估计数字）。

如需称量一份药品，若要求粗称，在托盘天平上称量记为 0.5g，要求精称时，用万分之一的分析天平称量记为 0.5000g；如要求取一定体积的溶液，若要求量取，用量筒取记为 20ml，要求精密量取时，则用移液管取，记为 20.00ml。因此，分析化学中的所有测量，一定要根据准确度要求选用仪器，按分析方法和仪器精度记录数据。

2. 正确表示分析结果

分析结果是由实验数据计算而得，所以要正确表示结果，就要按有效数字的定义记录数据，按有效数字的运算规则计算数据，按分析项目的准确度要求正确表示结果。

在分析化学的实际计算中，测量数据的有效数字多数为四位，如果都是精密测量，确保计算准确，则结果一般要求保留有效数字如下：

质量（g）　小数点后第四位，因一般要求用万分之一的分析天平称量。

体积（ml）　小数点后第二位，一般容量仪器可估读到 0.01ml。

pH、pM、pK　小数点后第二位，即两位有效数字。

百分含量　小数点后第二位。

滴定液浓度　四位有效数字。

精密度、准确度　一般保留一位有效数字，最多不超过两位有效数字。

1. 下列数据各为几位有效数字？

(1) 1.0081　　　　　(2) 4.00340　　　　　(3) 4.000×10^{-6}

(4) 6.081　　　　　(5) 10.98%　　　　　(6) 0.2000

(7) 0.000270　　　　(8) 56　　　　　　　(9) 0.04

(10) 4.1×10^{-2}　　　(11) pH = 10.05

2. 将下列数据修约成四位有效数字

(1) 53.6450　　　　　(2) 0.78888

(3) 4.13253×10^{-7}　　(4) 4000.24

3. 根据有效数字运算规则计算下列各式结果

(1) $(5.24 \times 10^2 \times 4.12 \times 10^{-6}) / (0.02538 \times 2.014 \times 10^{-3})$

(2) $(9.2 \times 10^{-3} \times 3.12 \times 10^{-2} \times 2.08 \times 10^{-3}) / (0.00621)$

(3) $34.2335 + 16.62 - 8.6885$

(4) $7.5627 + 0.1997 - 5.02$

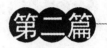

第二篇

容量分析操作

第一章

化学实验室常用器皿

📖 **学习目标**

1. 了解化学实验常用器皿的类别。
2. 了解化学实验常用器皿的规格、用途及使用注意事项。

行化学实验,要用到各种器皿。熟悉它们的规格、性能、正确使用和保管方法,对于方便操作、顺利完成实验、准确及时地报出实验结果、延长器皿的使用寿命和防止意外事故的发生,都是十分必要的。

第一节 玻璃仪器

玻璃是多种硅酸盐、铝硅酸盐、硼酸盐和二氧化硅等物质的复杂的混熔体,其具有良好的透明度、相当高的化学稳定性(但玻璃不耐某些特殊试剂如氢氟酸的侵蚀)、较强的耐热性、价格低廉、加工方便、适用面广等一系列可贵性质和实用价值。因此,化学实验室中大量使用的仪器是玻璃仪器。

玻璃仪器种类甚多,按其用途大体可分为容器、量器和其他三大类别。常用玻璃仪器的规格、用途及使用注意事项见表2－1。

表2－1 常用玻璃仪器

名称及图标	主要规格	一般用途	使用注意事项
试管	有硬质试管、软质试管;普通试管、离心试管等种类 普通试管有平口、翻口、有刻度、无刻度、有支管、无支管、具塞、无塞等几种(离心试管也有有刻度和无刻度之分) 有刻度试管容积(ml):10、15、20、25、50、100	普通试管用作少量药剂的反应容器;离心试管用于沉淀离心分离	①普通试管可直接用火加热,硬质的可加热至高温,但不能骤冷。离心试管不能直接加热,只能用水浴加热; ②反应液体不超过容积的1/2,加热液体不超过容积的1/3; ③加热前试管外壁要擦干,要用试管夹夹执。加热时管口不要对人,要不断振荡,使试管下部受热均匀

名称及图标	主要规格	一般用途	使用注意事项
烧杯	有一般型、高型；有刻度、无刻度等几种 容积（ml）：1、5、10、15、25、50、100、200、250、400、500、600、800、1000、2000	药剂量较大时，用此反应器配制溶液、溶样，进行反应、加热蒸发等，还可用于滴定	①加热前先将外壁水擦干，不可干烧； ②反应液体不超过容积的2/3，加热液体不超过容积的1/3
量杯与量筒	直筒的为量筒；上口大、下边小的为量杯。均系量出式量器。有具塞、无塞等种类 容积（ml）：5、10、25、50、100、250、500、1000、2000	粗略量取一定体积的液体	①不能加热； ②不能作反应容器，也不能用来配制或稀释溶液； ③加入或倾出溶液应沿其内壁； ④读取亲水溶液的体积，视线与液面水平，按与弯月面最低点相切的刻度读数
滴瓶	有无色和棕色两种，滴管上配有胶帽 容积（ml）：30、60、125	盛放、取用液体或溶液	①滴管不能吸得太满，也不能倒置，防止液体进入胶帽； ②滴管应专用，不得互换使用； ③滴液时滴管要保持垂直，不能使管端接触受液容器内壁
洗瓶	有塑料和玻璃两种	贮存纯水，用于洗涤器皿和沉淀	①不能装自来水； ②塑料洗瓶不能加热
锥形瓶（三角烧瓶）	有无塞、具塞等种类 容积（ml）：5、10、25、50、100、150、200、250、300、500、1000、2000	用作加热、处理试样、反应容器（可避免液体大量蒸发） 用作滴定的容器	①磨口瓶加热时要打开瓶塞； ②滴定时，所盛溶液不超过容积的1/3； ③其他同烧杯
烧瓶	有平底、圆底；长颈、短颈细口、磨口；圆形、梨形；两口、三口及凯氏烧瓶等种类 容积（ml）：50、100、250、500、1000、2000	用于加热、蒸馏等操作 圆底的耐压平底的不耐压 多口的可装配温度计、搅拌器、加料管，与冷凝器连接 凯氏烧瓶用于消化分解有机物	①盛放的反应物料或液体不超过容积的2/3，但也不宜太少； ②避免直接火焰加热。加热前先将外壁水擦干，放在石棉网上，加热时要固定在铁架台上； ③圆底烧瓶放在桌面上，下面要有木环或石棉环，以免翻滚损坏； ④使用时瓶口勿冲人

名称及图标	主要规格	一般用途	使用注意事项
碘量瓶	具有配套的磨口塞 容积（ml）：50、100、250、500、1000	与锥形瓶相同，可用于防止液体挥发和固体升华的实验	同锥形瓶
容量瓶	A级与B级；无色与棕色 一般为量入式 容积（ml）：5、10、25、50、100、200、250、500、1000、2000	用于准确配制或稀释溶液	①瓶塞配套，不能互换； ②读取亲水溶液的体积，视线与液面水平，按与弯月面最低点相切的刻度读数； ③不可烘烤，加热； ④不可贮存溶液，长期不用时在瓶塞与瓶口间夹上纸条
吸管	吸管分为单标线吸管（移液管）与分度吸管（吸量管）两种 ①单标线吸管容积（ml）：1、2、5、10、15、20、25、50、100 ②分度吸管容积（ml）：0.1、0.2、0.5、1、2、5、10、25、50 分度吸管分完全流出式、吹出式、不完全流出式等	准确移取一定体积的液体或溶液	①不能放在烘箱中烘干，更不能用火加热烤干； ②用毕立即洗净； ③读数方法同量筒
滴定管	滴定管为量出式量器，具有玻璃活塞的为酸式管；具胶管（内有玻璃珠）与玻璃尖嘴的为碱式管（聚四氟乙烯滴定管无酸碱式之分） 容积（ml）：1、2、5、10、25、50、100（10ml以下为微量滴定管） A级、A_2级、B级；无色、棕色；酸式、碱式 自动滴定管分三路阀、侧边阀、侧边三路阀等	用于准确测量滴定时溶液的流出体积	①酸式滴定管的活塞不能互换，不宜装碱溶液； ②酸式管不宜装碱性溶液，碱式管不能装氧化性物质溶液； ③不能加热，不能长期存放碱液； ④读取亲水溶液的体积，视线与液面水平，无色或浅色溶液按弯月面最低点深色溶液按弯月两侧面最高点； ⑤其他同吸管
干燥器	分无色、棕色；普通、真空干燥器 上口直径（mm）：160、210、240、300	存放试剂防止吸湿；在定量分析中将灼烧过的坩埚放在其中冷却	①磨口部分涂适量凡士林； ②不可放入红热物体，放入热物体后要开盖数次，以放走热空气； ③干燥剂应有效，下室的干燥剂要及时更换； ④真空干燥器接真空系统抽去空气，干燥效果更好

名称及图标	主要规格	一般用途	使用注意事项
称量瓶	分扁形和高形两种 ①高形 外径（mm）×瓶高（mm） 20×40、30×50、30×60、35× 70、40×70 ②扁形 外径（mm）×瓶高（mm） 25×25、35×25、40×25、50 ×30、60×30、70×35	高形用于称量试样、基准物 扁形用于在烘箱中干燥试样、基准试剂与测定物质的水分	①瓶盖是磨口配套的，不能互换； ②不用时洗净，在磨口处垫上纸条
表面皿	直径（mm）：45、65、70、90、100、125、150	可作烧杯、漏斗或蒸发皿盖，也可用作物质称量、鉴定器皿	①不能用直接火加热； ②作盖用时，直径要比容器口直径大些
酒精灯	容量（酒精安全灌注量（ml）：100、150、200	实验室中常用的加热仪器	①灯壶中的酒精容量不应少于1/3，不应多于4/5； ②点灯要使用火柴或打火机，不准用燃着的酒精灯去点燃另一盏酒精灯，不得向燃着的酒精灯中加酒精； ③熄灭酒精灯，应用灯帽盖灭，切忌用嘴吹。盖灭后还应将灯帽提起一下
漏斗	有短颈、长颈、粗颈、无颈、直渠、弯渠等种类 上口直径（mm）：45、55、60、70、80、100、120	过滤沉淀，作加液器 粗颈漏斗可用来转移固体试剂	①不能用火焰直接烘烤，过滤的液体也不能太热； ②过滤时漏斗颈尖端要紧贴承接容器的内壁
分液漏斗、滴液漏斗	有球形、锥形、梨形、筒形（无刻度、有刻度）等规格 容积（ml）：50、100、250、500、1000、2000	两相液体分离；液体洗涤和萃取富集；作制备反应中加液器	①不能用火焰直接加热； ②活塞不能互换； ③进行萃取时，振荡初期应放气数次； ④滴液加料到反应器中时，下尖端在反应液下面

名称及图标	主要规格	一般用途	使用注意事项
吸滤瓶、抽气管	吸滤瓶容积（ml）：50、100、250、500、1000 抽气管：伽式、艾式、孟式、改良式	吸滤瓶连接抽气管或真空系统，与布氏漏斗配合，进行晶体或沉淀的减压过滤	①抽气管要用厚胶管接在水龙头上，并拴牢； ②选配合适的抽滤垫，抽滤时漏斗管尖远离抽气嘴； ③布氏漏斗和吸滤瓶大小要配套，滤纸直径要略小于漏斗内径； ④过滤前先抽气，结束时先断开抽气管与滤瓶连接处再停止抽气，以防止液体倒吸
微孔玻璃滤器	包括微孔玻璃坩埚与微孔玻璃漏斗 容积（ml）：10、20、30、60、100、250、500、1000 微孔直径（mm）：P1.6（≤1.6）、P4（1.6～4）、P10（4～10）、P16（10～16）、P40（10～40）、P100（40～100）、P160（100～160）、P250（160～250）	过滤	①必须抽滤； ②不能骤冷骤热，不可过滤氢氟酸、碱液； ③用毕及时洗净
微孔玻璃滤器	容积（ml）：250、500	净化和干燥气体	①塔体上室底部放少许玻璃棉，其上放固体干燥剂； ②下口进气，上口出气。球形干燥塔内管进气； ③干燥剂或吸收剂必须有效
启普发生器	规格以容积（ml）表示	用于常温下固体与液体反应，制取气体	①不能用来加热或加入热的液体； ②使用前必须检查气密性
洗气瓶	规格以容积（ml）表示	内装适当试剂作为洗涤剂，用于除去气体中的杂质	①根据气体性质选择洗涤剂，洗涤剂应为容积的约1/2； ②进气管和出气管不可接反

名称及图标	主要规格	一般用途	使用注意事项
干燥管	球形 　有效长度（mm）：100、150、200 U形 　高度（mm）：100、150、200 U形带阀及支管	放置干燥剂以干燥气体	①干燥剂或吸收剂必须有效； ②球形管干燥剂置于球形部分，U形管干燥剂置于管中，在干燥剂面上填充棉花； ③两端的大小不同，大头进气，小头出气
冷凝器	有直形、球形、蛇形、蛇形逆流、空气冷凝管等多种，还有标准磨口的冷凝管 外套管有效冷凝长度（mm）：200、300、400、500、600、800	在蒸馏中作冷凝装置 球形的冷却面积大，加热回流最适用 沸点高于140℃的液体蒸馏，可用空气冷凝管	①装配时先装冷却水胶管，再装仪器； ②通常从下支管进水，从上支管出水，开始进水须缓慢，水流不能太大； ③不可骤冷、骤热
试剂瓶	有广口、细口；磨口、非磨口；无色、棕色等种类 容积（ml）：125、250、500、1000、2000、3000、10000、20000	广口瓶盛放固体试剂；细口瓶盛放液体试剂或溶液；棕色瓶用于盛放见光易分解挥发的不稳定试剂	①不能加热； ②磨口塞应配套，存放碱液瓶应用胶塞； ③不可在瓶内配制热效应大的溶液； ④必须保持试剂瓶上标签完好，倾倒液体试剂时，标签要对着手心

第二节　其他器具

常用的其他器皿和用具规格、用途及使用注意事项见表2-2。

表2-2　常用的其他器皿

名称及图标	主要规格	一般用途	使用注意事项
蒸发皿	平底与圆底；带柄与不带柄 有瓷、石英、铂等制品 容积（ml）：30、60、100、250	蒸发或浓缩溶液，也可作反应器及灼烧固体	①能耐高温，但不宜骤冷； ②一般放在铁环上直接用火加热，但须在预热后再提高加热强度

名称及图标	主要规格	一般用途	使用注意事项
研钵	有玻璃、瓷、铁、玛瑙等材质制品 口径（mm）：60、70、90、100、150、200	混合、研磨固体物质	①不能作反应容器，放入物质量不超过容积的1/3； ②根据物质性质选用不同材质的研钵； ③易爆物质只能轻轻压碎，不能研磨
坩埚	有瓷、石墨、铁、镍、铂等材质制品 容积（ml）：20、25、30、50	熔融或灼烧固体，高温处理样品	①根据灼烧物质性质选用不同材质的坩埚； ②耐高温，可直接用火加热，但不宜骤冷； ③铂制品使用要遵守专门说明
点滴板	上釉瓷板，分黑、白两种	进行点滴反应，观察沉淀生成或颜色	不可进行加热操作
水浴锅	有铜、铝等材质制品	用作水浴加热	①选择好圈环，使受热器皿浸入锅中2/3； ②注意补充水，防止烧干； ③使用完毕，倒出剩余的水，擦干
三角架	铁制品，有大小、高低之分	放置加热器	①必须受热均匀的受热器应先垫上石棉网； ②保持平稳
石棉网	由铁丝编成，涂上石棉层，有大小之分	承放受热容器，使加热均匀	①不要浸水或扭拉，以免损坏石棉； ②石棉有致癌作用，已逐渐用高温陶瓷代替
泥三角	由铁丝编成，上套耐热瓷管，有大小之分	直接加热时用以承放坩埚或小蒸发皿	①灼烧后不要沾上冷水，保护瓷管； ②选择泥三角的大小要使放在上面的坩埚露在上面的部分不超过本身高度的1/3
坩埚钳	铁或铜合金制成，表面镀铬	夹取高温下的坩埚或坩埚盖	必须先预热再夹取

续表

名称及图标	主要规格	一般用途	使用注意事项
药匙	用牛角、塑料、不锈钢等材料制成	取固定试剂	①根据实际选用大小合适的药匙，取用量很少时，用小端；②用完后洗净擦干，再去取另外一种药品
毛刷	有试管刷、滴定管刷和烧杯刷等 规格以大小和用途表示	洗刷仪器	①刷毛不耐碱，不能浸在碱溶液中；②洗刷仪器时，小心顶端戳破仪器
漏斗架	木制，由螺丝可调节固定上板的位置	过滤时上面放置漏斗，下面放置承接滤液容器	固定上板的螺丝必须拧紧
止水夹	有铁、铜制品，常用的有弹簧夹和螺旋夹两种	夹在胶管上以沟通、关闭流体的通路，或控制调节流量	
铁架台、铁圈及铁夹	铁架台用高（mm）表示；铁圈以直径（mm）表示 铁夹又称自由夹，有十字夹、双钳、三钳、四钳等类型 也有铝、铜制品	固定仪器或放置容器，铁环可代替漏斗架使用	①固定仪器时，应使装置的重心落在铁架台底座中部，保证稳定；②夹持仪器不宜过紧或过松，以仪器不转动为宜
试管夹	用木、钢丝制成	夹持试管加热	①在试管上部夹持；②手持夹子时，不要把拇指按在管夹的活动部分；③要从试管底部套上或取下

第三节 玻璃仪器的洗涤与干燥

学习目标

掌握玻璃仪器的洗涤及干燥方法。

在化学实验中，仪器的洗涤是决定实验成功与否及准确度高低的首要环节。实验要求不同，仪器不同，污物的性质和沾污的程度不同，采用的洗涤剂与洗涤方法也不同。

一、常用洗涤剂

1. 洗衣粉（合成洗涤剂）

洗衣粉是以十二烷基苯磺酸钠为主要成分的阴离子表面活性剂，可配成较浓的溶液使用，亦可用毛刷直接蘸取洗衣粉刷洗仪器。洗衣粉洗涤高效、低毒，既能溶解油污，又能溶于水，对玻璃器皿的腐蚀性小，不会损坏玻璃，是洗涤一般玻璃器皿的较好选择。

洗衣粉适合于洗涤油污及有机物沾污的仪器。

2. 铬酸洗涤液

配制：称取研细的重铬酸钾 5g 置于 250ml 烧杯中，加水 10ml，加热使之溶解，冷却后，于不断搅拌下缓缓加入 80ml 浓硫酸。待溶液冷却后，贮存于具磨口塞试剂瓶中备用。

铬酸洗涤液用于洗涤除去仪器上的残留油污及有机物。用铬酸洗涤液洗涤时，必须先将器皿用自来水洗涤，倾尽器皿内水，以免洗涤液被水稀释降低洗涤液的效率。洗涤液可重复使用，用过的洗涤液不能随意乱倒，应返回原瓶，以备下次再用。若其颜色由深褐色变绿时即为失效，表明已失去去污力，要倒入废液缸内另行处理，绝不能乱倒入下水道。

因铬酸洗涤液为强氧化剂，腐蚀性强，易灼伤皮肤，烧坏衣服，而且铬有毒害作用，所以使用时应注意采取防护措施。

3. 餐具洗涤剂

餐具洗涤剂是一种以非离子表面活性剂为主要成分的中性洗涤剂，可配成 1% ~ 2% 的溶液使用。

餐具洗涤剂是铬酸洗涤液的良好代用品。

4. 氢氧化钠-乙醇洗涤液

氢氧化钠-乙醇洗涤液亦适于洗涤油污及有机物沾污的器皿。但由于碱的腐蚀作用，玻璃器皿不能用该洗涤液长期浸泡。

5. 硝酸－乙醇洗涤液

硝酸－乙醇洗涤液适用于一般方法难以除去的油污、有机物及残炭沾污仪器的洗涤。洗涤时，在器皿内加入不多于 2ml 的乙醇与 10ml 浓硝酸湿润浸泡一段时间即可，必要时可小心进行加热。该洗涤液作用时反应剧烈，放出大量热及有毒气体二氧化氮，必须在通风橱中操作，并应注意采取防护措施。

硝酸－乙醇洗涤液不能事先配制。

6. 强酸洗涤液

盐酸（1＋1）、硫酸（1＋1）、硝酸（1＋1）或浓硝酸与浓硫酸混酸溶液（1＋1）均可作为强酸洗涤液，用于清洗碱性物质或无机物沾污的仪器。

7. 有机溶剂

有机溶剂如乙醇、丙酮、乙醚、二氯乙烷等，可洗去油污及可溶性有机物。有机溶剂价格较高，只有碱性洗涤液或合成洗涤剂难以洗涤干净的仪器以及无法用毛刷洗刷的小型或特殊的仪器才用有机溶剂洗涤。

使用这类有机溶剂时，注意其毒性及可燃性。

二、洗涤方法

用于化学实验所需的器皿必须洗涤干净，玻璃仪器洗净的标志是壁面能被水均匀地润湿成水膜而不挂水珠。洗涤方法一般有下列几种。

1. 冲洗法

冲洗法又叫振荡洗涤，是利用水把可溶性污物溶解而除去。洗涤时往仪器中注入少量水，用力振荡后倒掉，依此重复数次。如图 2 - 1 和图 2 - 2 所示。

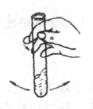

图 2 - 1　试管的振荡　　　图 2 - 2　烧瓶的振荡

2. 刷洗法

仪器内壁有不易冲洗掉的污物，可用毛刷刷洗。先用水湿润仪器内壁，再用毛刷蘸取少量洗涤剂进行刷洗。刷洗时要选用大小合适的毛刷，不能用力过猛，以免损坏仪器（如图 2 - 3 所示）。

3. 浸泡法

对不溶于水、刷洗也不能除掉的污物，可利用洗涤液与污物反应转化成可溶性物质而除去。洗涤时先把仪器中的水沥尽，再倒入少量洗涤液，旋转使仪器内壁全部润湿，再将洗涤液倒入洗涤液回收瓶中。如用洗涤液浸泡一段时间效果更好。

无论何种器皿，通常总是先用水洗涤，然后再用洗涤剂洗涤。以洗涤剂洗涤完毕，应用自来水冲净，再用纯水润洗 3 次。纯水润洗时应按少量多次的原则，即每次用少量水，分多次冲洗，每次冲洗应充分振荡后，倾倒干净，再进行下一次冲洗。

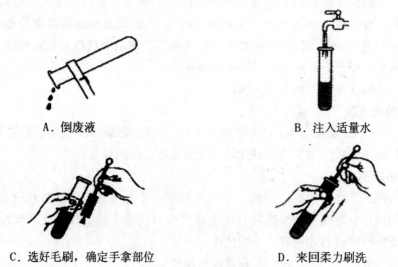

A. 倒废液　　　　　　　　　　　　B. 注入适量水

C. 选好毛刷，确定手拿部位　　　　D. 来回柔力刷洗

图 2-3　试管的刷洗

一般容器和普通量器，可用毛刷蘸上洗涤剂刷洗，但精密量器和不宜使用毛刷刷洗的及难以刷洗干净的仪器，则须采用相应的洗涤液浸泡洗涤。

三、仪器的干燥

玻璃仪器的干燥一般常采用下列几种方法。

1. 晾干

对不急于使用的仪器，洗净后将仪器倒置在干燥架或格栅板上，使其自然干燥。如图 2-4 所示。

2. 烤干

烤干是通过加热使仪器中的水分迅速蒸发而干燥的方法，烤干法一般只适于急需用的试管的干燥。干燥时可用试管夹夹住试管，管口应略向下倾斜，用火焰从管底处依次向管口烘烤移动加热，直至除去水珠后再将管口向上赶尽水汽。如图 2-5 所示。

图 2-4　晾干

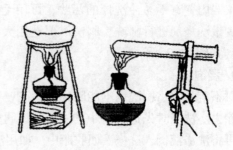

图 2-5　烤干

3. 吹干

将仪器倒置沥去水分，用电吹风或气流烘干器的热风吹干。

对急需使用或不适合烘干的仪器，如欲快速干燥，可在洗净的仪器内加入少量易挥发且能与水互溶的有机溶剂（如丙酮、乙醇等），转动仪器使仪器内壁湿润后，倒出溶剂（回收），然后冷风吹干。此操作应在通风橱中进行，以保安全。如图2-6和图2-7所示。

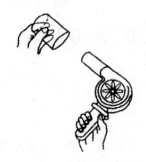 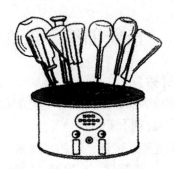

图2-6　吹干　　　　　　　　图2-7　气流烘干器

4. 烘干

将洗净的仪器沥去水分，放在电热恒温干燥箱的隔板上，在105~110℃烘干。烘干时间一般为1h左右。注意干燥厚壁仪器及实心玻璃塞时，要缓慢升温，以防炸裂。

一些不耐热的仪器（如比色皿等）不能用加热方法干燥；精密量器也不能用加热方法干燥（玻璃的胀缩滞后性会造成量器容积变化），否则会影响仪器的精度，其可采用晾干或冷风吹干的方法干燥。

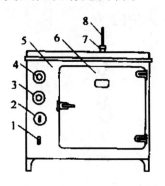

图2-8　电热恒温干燥器

1. 鼓风开关；2. 加热开关；3. 指示灯；4. 控温器旋钮；5. 箱体；6. 箱门；7. 排气阀；

8. 温度计；9. 鼓风电动机；10. 搁板支架，11. 风道；12. 侧门；13. 温度控制器；

14. 工作室；15. 试样搁板；16. 保温层；17. 电热器；18. 散热板

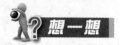

1. 玻璃仪器洗净的标志是什么？
2. 简述玻璃仪器洗涤的一般过程。
3. 精密玻璃量具的干燥可采用哪几种方法？

技能训练　玻璃仪器的洗涤与干燥

【训练目标】

熟练掌握玻璃仪器的洗涤与干燥方法。

【仪器与试剂】

仪器：试管架、试管、烧杯、烧瓶、容量瓶、锥形瓶、漏斗、表面皿、毛刷（各种规格）、洗瓶、酒精灯、石棉网、试管夹、气流烘干器、烘箱。

试剂：洗衣粉或肥皂水、铬酸洗液、酒精。

【操作步骤】

（1）用水或洗涤液将给定的仪器洗涤干净，洗净后的仪器合理放置，用过的铬酸洗液倒入回收瓶中。

（2）烤干两支试管，吹干两支试管，用烘箱将烧杯、烧瓶及锥形瓶烘干，用酒精快速干燥两支试管，用过的酒精倒入指定的容器中回收。

【思考讨论】

（1）烤干试管时，为什么试管口要略向下倾斜？

（2）指出图2-9和图2-10操作中的错误之处。为什么？

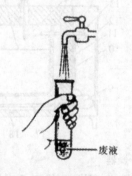
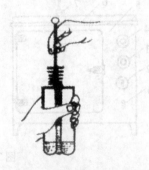

图2-9　未倒废液就注水　　　　图2-10　几支试管一起刷

分析天平与称量

学习目标

1. 了解分析天平的构造，熟悉分析天平的称量原理。
2. 掌握分析天平的使用规则，正确使用分析天平称量。
3. 掌握电子天平的正确使用方法。

分析天平是准确测量物质质量的计量仪器，也是分析化学实验中的常用仪器。正确、熟练地使用分析天平进行称量是做好分析工作的基本保证。

第一节 天平的分类

根据设计原理，天平可以分为杠杆式天平、弹性力式天平、电磁力式天平和液体静力平衡式天平四类。杠杆天平又分为等臂天平与不等臂天平，包括等臂双盘天平、等臂单盘天平、不等臂单盘天平，等臂双盘天平分为普通标牌天平与电光天平。

根据量值传递范畴，天平可分为标准天平（直接用于检定传递砝码质量量值的天平）和工作用天平。工作用天平分为分析天平（称量精度 0.0001 ~ 0.00001g）、工业天平（称量精度 0.1 ~ 0.01g）和其他专用天平（如密度天平、采样天平、水分测定天平）。分析天平又分为常量（0.1 毫克/分度值）、半微量（0.01 毫克/分度值）、微量（0.001 毫克/分度值）分析天平。

按精度等级不同，中国又将天平分为四级，即 I 为特种精度（精细天平），Ⅱ 为高精度（精密天平），Ⅲ 为中等精度（商用天平），Ⅳ 为普通精度（粗糙天平）。对于机械杠杆式1级和Ⅱ级按其最大称量与分度值之比，又分别细分为 7 个小级和 3 个小级，见表 2 - 1。

表2-1 分析天平的精度级别

精度级别		最大称量与分度值之比以 n	精度级别		最大称量与分度值之比 n
I	1	$1 \times 10^7 \leqslant n$	I	6	$2 \times 10^5 \leqslant n < 5 \times 10^5$
	2	$5 \times 10^6 \leqslant n < 1 \times 10^7$		7	$1 \times 10^5 \leqslant n < 2 \times 10^5$
	3	$2 \times 10^6 \leqslant n < 5 \times 10^6$	II	8	$5 \times 10^4 \leqslant n < 1 \times 10^5$
	4	$1 \times 10^6 \leqslant n < 2 \times 10^6$		9	$2 \times 10^4 \leqslant n < 5 \times 10^4$
	5	$5 \times 10^5 \leqslant n < 1 \times 10^6$		10	$1 \times 10^4 \leqslant n < 2 \times 10^4$

第二节 分析天平

一、全机械加码电光分析天平

(一) 原理

TG-328A型全机械加码电光天平与其他等臂双盘天平一样，都是根据杠杆原理设计制成的，称量时用已知质量的砝码来衡量。天平的基本原理如图2-1所示。若天平的左右两臂长度分别为 L_1 和 L_2，在天平左端放一质量为 $m_物$ 的物体，在右端放质量为 $m_砝$ 的砝码，当天平达到平衡时，支点两边的力矩相等。

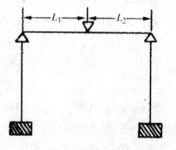

图2-1 等臂天平原理

$$W_物 L_1 = W_砝 L_2$$

$W_物$ 和 $W_砝$ 分别是物体和砝码的重力，如果天平是等臂的，则 $L_1 = L_2$，天平平衡时，有：

$$W_物 = W_砝$$

即　$m_物 g = m_砝 g$

故　$m_物 = m_砝$

物体的质量即等于砝码的质量，所以天平称量的是物体的质量。

(二) 结构

各种型号和规格的双盘等臂天平，其构造基本相同。现以TG-328A型全机械加码电光分析天平（见图2-2）为例进行介绍。

1. 天平框

天平框起到保护天平的作用，以防止灰尘、湿气或有害气体的侵入，称量时可减少外界湿度、气流、人的呼吸等影响。天平框前面有一个可以向上开启的门，供装配、调整和修理天平使用，称量时不可打开；两侧各有一个玻璃门，供取放称量物和砝码用，但是在读取天平的零点、平衡点时，两侧门必须关好。

天平框下装有三只支脚，脚下有垫脚。后面一只支脚固定不动，前面两只装有可以调节的升降螺丝，用以来调节天平的水平位置。

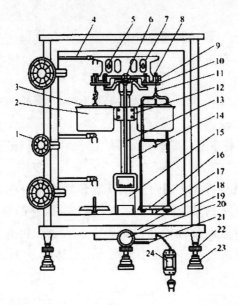

图2-2　TG-328A型全机械加码电光分析天平

1. 加码器；2. 阻尼器外筒；3. 阻尼器内筒；4. 加码杆；5. 平衡调节螺丝；6. 支点刀；
7. 横梁；8. 吊耳；9. 边刀盒；10. 托翼；11. 吊钩；12. 阻尼架；13. 指针；14. 立
柱；15. 投影屏座；16. 天平盘；17. 盘托；18. 底座；19. 框座；20. 升降旋钮；
21. 投影屏微动拉杆；22. 螺旋脚；23. 垫脚；24. 变压器

2. 天平横梁

横梁是天平的主要部件，其相当一个杠杆，起平衡和承载物体的作用。横梁上等距装有三个三棱柱形玛瑙刀，中间为支点刀，刀口向下，左右两边各有一个承重刀，刀口向上，这三个刀的刀口应互相平行并在同一水平面上。横梁左右两端还各装有一个平衡调节螺丝，用来调整梁的平衡位置（即粗调零点），横梁中间装有向下垂直的指针，用来指示天平平衡位置。（见图2-3）支点刀的后上方装有重心螺丝，用来调整天平的灵敏度。

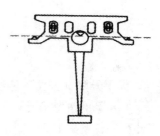

图2-3　等臂天平的横梁

3. 立柱

天平正中央是立柱，安装在天平底板上。立柱的上方嵌有一块玛瑙平板，用于承受支点刀；立柱的上部装有能升降的托梁架，天平关闭时托住横梁，使刀口架空，以减少磨损，保护刀口；柱的中部两端装有空气阻尼器的外筒。立柱上还装有水准器，用来检查天平的水平位置。

4. 悬挂系统

（1）吊耳　天平的两吊耳通过下嵌玛瑙平板（刀承），坐落在横梁左右两边承重刀上，使吊钩及秤盘、阻尼器内筒能自由摆动。一个吊耳上还装有环码承受片，用于放置环

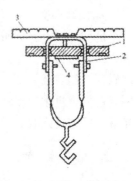

图2-4　吊耳

码，如图2-4所示。

（2）空气阻尼器　阻尼器由两个互相罩合而又不相接触的铝合金圆筒构成。两筒间隙均匀，没有摩擦，开启天平后，内筒能上下自由运动，靠空气阻力的作用使天平横梁很快停摆而达到平衡。

（3）秤盘　天平左右两个秤盘挂在吊耳的挂钩上，多数天平称量时左盘上放置被称量的物体，右盘上放置砝码。

吊耳、阻尼器内筒、秤盘上一般都刻有左"1"、右"2"标记，安装时要注意区分。

5. 光学读数系统

天平指针下端装有微分标尺，通过光学读数装置使微分标尺上的刻度放大，再反射到投影屏上即可读出天平的平衡位置（见图2-5）。天平的微分标尺上刻有10大格，每大格相当于1.0mg。通过微分标尺在投影屏上的投影，可直接读取10mg以下的质量。天平箱下面的调节杆可将投影屏在小范围内左右移动，以细调天平的零点。

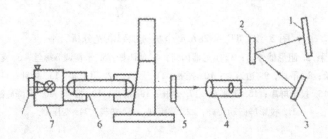

图2-5　光学读数系统

1. 投影屏；2. 大反射镜；3. 小反射镜；4. 物镜筒；5. 微分标尺；
6. 聚光镜；7. 照明筒；8. 灯座

6. 天平升降（开关）旋钮

天平升降旋钮位于天平底板下方正中，连接托梁架和光源。顺时针旋转升降旋钮，天平开启，托梁架下降，梁上的三个刀口与相应的玛瑙平板接触，吊钩及秤盘自由摆动，同时接通了光源，屏幕上显示出标尺的投影，天平进入工作状态；逆时针旋转升降旋钮，天平关闭，横梁、吊耳及秤盘被托住，刀口与玛瑙平板离开，光源被切断，屏幕变暗，天平进入休止状态。

7. 砝码和环码

全机械加码电光分析天平的所有砝码都是用机械加码装置（一般设在天平左侧）添加的（见图2-6）。全部砝码分三组：10g以上组、1～9g组、10～990mg组，分别装在三个机械加码转盘的挂钩上，10mg以下的读数从光幕标尺直接读取。

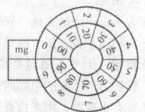

图2-6　机械加码器

二、单盘电光天平

单盘电光天平分为等臂和不等臂两种，它们的另一个"盘"被配重体所代替，并隐藏在顶罩内后部，起杠杆平衡作用。为减小天平的外观尺寸，承重臂设计的长度一般比配重力臂短，故常见的单盘天平多是不等臂的。单盘天平具有感量恒定，无不等臂误差，称量速度快等优点。

此种不等臂单盘天平只有两个刀口，一个是支点刀，另一个是承重刀。后者承载悬挂系统，内含的砝码及秤盘都在同一悬挂系统中，横梁的另一端挂有配重锤并安装了缩微标尺。

天平空载时，砝码都在悬挂系统的砝码架上。开启天平后，合适的配重锤使天平梁处于平衡状态，当被称物放在秤盘上后，必须减去一定质量的砝码，才能保持原有的平衡位置，所减去砝码的质量就等于被称量物的质量。这种天平的称量方法称为"替代称量法"。

如图 2 - 7 所示为不等臂全机械减码式单盘电光天平的主要部件示意图。

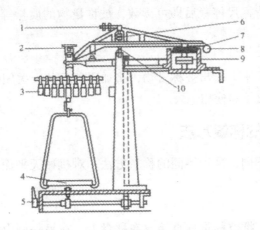

图 2 - 7　全机械减码式单盘电光天平
1. 平衡调节螺丝；2. 补偿挂钩；3. 砝码；4. 秤盘；5. 升降旋钮；6. 调节重心螺丝；7. 空气阻尼片；8. 微分标尺；9. 配重锤；10. 支点刀

第三节　分析天平的称量方法

一、称量的一般程序

1. 检查

取下防尘罩，叠好后放在天平台右前方，将砝码盒和记录本放在有加码器的一边。检查天平秤盘是否洁净、加码指数盘是否在"000"点、环码是否脱钩、吊耳是否错位等。

2. 调节水平

从天平上面观察立柱后上方的气泡水平仪，如果气泡处于圆圈中央，说明天平水平；否则，通过旋转天平箱底板下的螺旋支脚，调至天平水平。

3. 调节零点

接通电源，轻轻开启升降旋钮（全部开启），此时，灯泡亮，投影屏上可以看到标尺的投影在移动。当天平停止摆动时，投影屏中央的刻线和标尺的零点应恰好重合。偏离较大时，可关闭天平，通过天平横梁上的平衡螺丝调节；偏离较小时，通过拨动投影屏微动拉杆，移动投影屏的位置，直至屏中央的刻线与标尺的零点重合为止。

4. 称量

先将被称量物放在台秤（即托盘天平）上粗称其质量，这样既可以缩短称量时间，又可保护天平。打开天平侧门，将被称量物放在天平盘中央，根据粗称的质量在另一秤盘依次用加码器加减相应的砝码，直至天平投影屏的刻线在标尺的 0 ~ 10mg 之间后，完全开启天平，准备读数。

注意砝码和环码的添加顺序是由大到小，依次确定，未完全确定时不可完全开启天平，以免横梁过度倾斜，造成错位或吊耳脱钩。

5. 读数

关闭天平侧门，待标尺停稳后即可读数，被称量物的质量等于砝码、环码加标尺读数之和。

6. 结束工作

称量结束，关闭天平，取出被称量物，将加码器回位，关闭侧门，重新检查零点后，盖上防尘罩，认真填写使用记录。

二、分析天平的称量方法

根据称量对象的不同，采用不同的称量方法。对机械天平而言，主要有以下几种常用的称量方法。

1. 直接称量法

天平零点调定后，将被称量物直接放在秤盘上，在另一侧由大到小加减砝码，平衡后所得读数即为被称量物的质量。这种称量方法适宜称量洁净干燥的器皿以及棒状、块状的金属材料等。但应注意，禁止用手直接拿取被称量物，可采用戴称量手套、垫纸条或用镊子夹取等方法。

2. 固定质量称量法（增量法）

固定质量称量法又称为增量法、指定质量称量法，多用于称量指定质量的物质。如配制 1000ml 氯化钠溶液 [C（NaCl）= 0.1000mol/L]，需要称取氯化钠基准试剂 0.5844g。称量方法为：用直接称量法准确称量一洁净干燥小烧杯（50ml 或 100ml）的质量，读数后调整好适当的砝码，在天平半开状态下，用左手持盛有试剂的药匙小心缓慢地伸向小烧杯的上方 2 ~ 3cm 处，以手指轻弹匙柄，将试

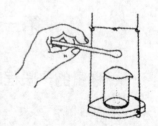

图 2-8　固定质量称量法

剂弹入小烧杯中，直至所加试样的质量相差很小时（小于缩微标尺的满刻度），完全开启天平，极其小心地以左手拇指、中指及掌心拿稳药匙，以食指摩擦匙柄，让试样以极小的量慢慢抖入小烧杯内（图 2-8），这时眼睛既要注意药匙，同时也要注意标尺的读数；待标尺移到所需刻度时，立即停止抖入试样（右手一直不要离开天平的升降旋钮，以便及时开关天平），关上侧门进行读数，读数应正好增加 0.5844g。固定质量称量法操作缓慢，适用于称量不易吸潮的粉末状或小颗粒状试样。

称量操作时应注意以下几点。

（1）用牛角匙添加试样时，试样决不能撒落在秤盘上。

（2）开启天平加样时，切忌抖入过多的试样，否则会使天平突然失去平衡。

（3）称好的试样必须定量地直接转入接受器。

3. 递减称量法（减量法、差减法）

取适量待称试样置于一干燥洁净的称量瓶中，在天平上准确称量后，倾出欲称取量的试样于接受器皿中，再次准确称量，两次读数之差就是所称得样品的质量，如此重复操作，可连续称量。此种方法简单、快速，一般多用来称取颗粒状、粉末状试样或基准试剂。

递减称量法操作如下：称量瓶使用前要洗净烘干，戴上称量手套拿取，或用折叠成几层的纸条套住瓶身中部，捏紧纸条进行操作（图2-9），瓶盖也应用一张小纸条捏住盖柄取下。初学者可先将装有试样的称量瓶放在台秤上粗称，再于分析天平上准确称量并记录读数。取出称量瓶，在接受试样的容器上方慢慢倾斜瓶身，打开瓶盖并用瓶盖的上缘轻轻敲击称量瓶的右上边沿，使样品缓缓倾入容器（图2-10）。估计倾出的试样量已够时，再边敲击瓶口边将瓶身扶正（回磕），使瓶口的试样回落至瓶中，盖好瓶盖，再准确称量。如果一次倾出的样品质量不够，可再次倾倒，直至满足要求后再记录分析天平的读数。

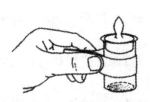
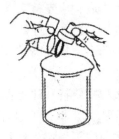

图2-9　称量瓶持法　　　　图2-10　倾出试样

称量时应需注意以下几点。

（1）若倾出试样不足，可重复上述操作直至倾出试样量符合要求为止，但重复次数不宜超过3次；倾出试样量大大超过所需数量，则只能弃去重称。

（2）盛有试样的称量瓶除放在表面皿上存放于干燥器中和置于秤盘上外，不得放在其他地方，以免沾污。

（3）在倾出试样的过程中，应保证试样没有损失，要边敲击边观察试样的转移量，在回敲试样并盖上瓶盖后再将称量瓶拿离接受容器上方。

4. 液体试样的称量

液体试样的准确称量比较繁琐，根据试样的性质不同，主要有以下三种称量方法。

（1）性质较稳定、不易挥发的试样可装在干燥的小滴瓶中用递减法称量。称量前最好预先粗测每滴试样的大致质量。

（2）较易挥发的试样可用增量法称取。例如，称取浓盐酸试样时，可先在100ml具塞锥形瓶中加入20ml水，准确称量后加入适当的试样，立即塞上瓶塞，再进行准确称量。

（3）易挥发或与水作用强烈的试样需要采用特殊的方法称量。例如，冰醋酸试样可用小称量瓶准确称量，然后连瓶一起放入已装有适量水的具塞锥形瓶中，摇动使瓶盖打开，试样与水混合。发烟硫酸和硝酸试样一般采用安瓿（图2－11）称取。先准确称量空安瓿的质量，将其球体都分于火焰上微热后，迅速将毛细管插入试

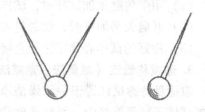

图2－11　安瓿

液，待球体中试液吸入量达到要求后，随即抽出，用吸水纸将毛细管擦干并用火焰封住管尖，再准确称量，然后将安瓿放入盛有试剂的容器中，摇碎或用玻璃棒捣碎。

三、分析天平使用规则

使用杠杆式分析天平时，必须遵守以下规则。

（1）天平安放好后，不准随便移动。要保持天平箱内清洁干燥，箱内吸湿用变色硅胶应有效。

（2）天平使用前应检查是否处于水平状态，各部件是否正常，底盘和天平盘是否清洁，如有灰尘应用毛刷刷净。

（3）开启天平后，应先检查天平的零点。如不在零位，投影屏范围内可用调零拨杆调节，较大的差距要用平衡螺丝来调节。

（4）被称物外形不能过高过大，不得超过该天平的最大载荷，称量物和砝码应位于秤盘中央。

（5）称量过程中要特别注意保护玛瑙刀口，启动升降旋钮应轻、缓、匀，不得使天平剧烈振动，取放物体、加减砝码时必须休止天平。

（6）天平的前门不得随意打开，以防止称量者呼出的热量、水汽和二氧化碳影响称量。

（7）严禁将化学品直接放在天平盘上称量，应根据其性质和实验要求，选用适宜的容器（或称量纸）进行称量；易吸潮和易挥发的物质必须加盖密闭称量；热的或冷的物品要放在干燥器中与室温平衡后再进行称量；被称物撒落在天平盘或天平箱内，应及时清扫。

（8）加减环码时应一挡一挡慢慢地加减，防止环码跳落、互撞、重叠、环码脱钩或损坏机械加码装置；刻度盘既可顺时针方向旋转，也可逆时针方向旋转，但不要将箭头对着两个读数之间。

（9）称量完毕，应休止天平，检查砝码是否全部放在砝码盒的原位置，称量物是否已从天平盘上取出，天平门是否已关好。电光天平应当切断电源，把加码装置恢复到零位，最后盖好天平罩。

称量的一个基本要求就是快速准确。为尽量减少添加砝码的次数，常采用"由大到小，中间截取"的等分添加法。例如，一坩埚粗称为二十七点几克，在第一次添加砝码时，应是500mg，这样一次就能确定其质量在27.0～27.5g之间，还是在27.5～28.0g之间，即添加一次砝码就缩小了质量区间的一半。

第四节　电子天平

用现代电子控制技术进行称量的天平称为电子天平，其称量原理不同于使用力学杠杆原理的一般分析天平，而是电磁力平衡原理。利用被称物体质量改变，引起零点位置改变，而导致探测器中电流的变化，引发差示信号输入至控制器中产生校正电流信号，通过受此校正信号控制的伺服电机，使电磁铁上所绕线圈中的电流发生变化，改变了电磁铁的电磁力大小，直至天平盘回到原有的位置，由此，所需通过导线的校正电流的大小与被称物体的质量成正比。

电子天平的外形与单盘天平相仿，只有一只天平盘。虽然二者的原理和结构完全不同，但其称量方法与杠杆式天平相近。

电子天平特点是称量灵敏度好、准确度高，显示快速清晰并且具有自动检测系统、简便的自动校准装置以及超载保护等装置，使用方便，仪器保养维护相对比较容易，最大负荷一般为100g或200g，分度值可达到0.1mg或0.01mg。但价格昂贵。

一、分类

按电子天平的精度可分为以下几类。

1. 超微量电子天平

超微量电子天平的最大称量是2~5g，其标尺分度值小于（最大）称量的10^{-6}。

2. 微量电子天平

微量电子天平的称量一般在3~50g，其分度值小于（最大）称量的10^{-5}。

3. 半微量电子天平

半微量电子天平的称量一般在20~100g，其分度值小于（最大）称量的10^{-5}。

4. 常量电子天平

此种天平的最大称量一般在100~200g，其分度值小于（最大）称量的10^{-5}。

5. 分析天平

电子分析天平，是常量天平、半微量天平、微量天平和超微量天平的总称。

6. 精密电子天平

这类电子天平是准确度级别为Ⅱ级的电子天平的统称。

二、电子天平的正确使用

（1）天平进行首次计量测试时误差较大，原因是：有相当一部分仪器在较长的时间间隔内未被进行校准，而且被认为天平显示零位便可直接称量（需要指出的是，电子天平开机显示零点，不能说明天平称量的数据准确度符合测试标准，只能说明天平零位稳定性合格。因为衡量一台天平合格与否，还需综合考虑其他技术指标的符合性）。因存放时间较长、位置移动、环境变化，为获得精确测量，天平在使用前一般都应进行校准操作。

（2）有的人认为在电子天平量程范围内称量的物体越重对天平的损害也就越大。这种认识是不完全正确的。一般衡器最大安全载荷是它所能够承受的、不致使其计量性能发生永久性改变的最大静载荷。由于电子天平采用了电磁力自动补偿电路原理，当秤盘加载时（只要不超过称量范围），电磁力会将秤盘推回到原来的平衡位置，使电磁力与被称物体的重力相平衡，只要在允许范围内称量大小对天平的影响是很小的，不会因长期称重而影响电子天平的准确度。

三、电子天平的维护与保养

（1）将天平置于稳定的工作台上，避免振动、气流及阳光照射。

（2）在使用前调整水平仪气泡至中间位置。

（3）电子天平应按说明书的要求进行预热。

（4）称量易挥发和具有腐蚀性的物品时，要盛放在密闭的容器中，以免腐蚀和损坏电子天平。

（5）经常对电子天平进行校准，保证其处于最佳状态。

（6）如果电子天平出现故障应及时检修，不可带"病"工作。

（7）操作天平不可过载使用，以免损坏天平。

（8）若长期不用电子天平时应暂时收藏为好。

四、FA–1004 型电子天平的结构和性能

1. FA–1004 型电子天平的外形结构

其结构如图 2–12 所示。

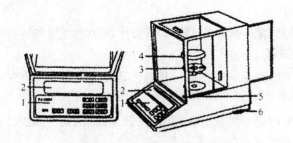

图 2–12　电子天平外形

1. 键盘（控制板）；2. 显示器；3. 盘托；4. 称盘；5. 水平仪；6. 水平调节脚

2. FA–1004 型电子天平的主要技术指标

称量范围　0～100g

读数精度　0.1mg

皮重称量范围（减）　0～100g

再现性（标准偏差）　0.0002g

线性误差　±0.0005g

稳定时间　≤6s

自校砝码量值　100g

开机预热时间　120min

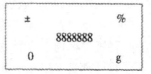

3. FA –1004 型电子天平的操作

使用前观察水平仪，如水平仪水泡偏移，需调整水平调节脚，使水泡位于水平仪中心。

键盘中各项功能键的作用及操作如下：

（1）ON 开启显示器键

只要轻按一下"ON"键，显示器全亮并显示：

对显示器的功能进行检查，约 2 秒后，显示天平的型号。

例如：

> —1004—

然后是称量模式

（2）"OFF"关闭显示器键

轻按 OFF 键，显示器熄灭即可。若较长时间不再使用天平，应拔去电源线。

（3）"TAR"清零、去皮键

置容器于称盘上，显示出容器的质量：

> +18.9001g

然后轻按 TAR 键，显示消隐，随即出现全零状态，容器质量显示值已去除，即去皮重：

> 0.0000g

当拿出容器时，就出现容器质量的负值：

> –18.9001g

再轻按 TAR 键，显示器为全零状态，即天平清零：

> 0.0000g

（4）天平校准键

因存放时间较长，位置移动，环境变化或为获得精确测量，天平在使用前一般都应进行校准操作。

校准天平的准备 取下称盘上所有被称物，置 RNG – 30，INT – 3，ASD – 2，UNT – g 模式。轻按"TAR"键天平清零。

校准天平 轻按"CAL"键，当显示器出现"CAl – "时立即松手，显示器就出现"CAl – 100"，其中"100"为闪烁码，表示校准砝码需要用 100g 的标准砝码。此时把准备好的"100g"标校砝码放上称盘，显示器即出现"……"等待状态，经较长时间后显示器出现 100.000g。拿去校准砝码，显示器应出现 0.000g；若出现的不是零，则再清零，再重复以上校准操作。为了得到准确的校准结果，最好反复进行以上校准操作二次。

校准显示顺序如下：

$$\boxed{0.0000g} \rightarrow \boxed{CAL—100} \rightarrow \boxed{……} \rightarrow \boxed{100.000g} \rightarrow \boxed{0.0000g}$$

以上各种模式选定后（此天平由于具有记忆功能，所有选定模式能保持断电后不丢失），可进行操作。

（5）称量

①按"TAR"键，显示为零后，置被称物于称盘上，待数字稳定，即显示器左边的"0"标志熄灭后，该数字即为被称物的质量值。

②去皮重　置容器于称盘上，天平显示容器质量，按"TAR"键，显示零，即去皮重。再置被称物于容器中，这时显示的是被称物的净重。

③累计称量　用去皮重称量法，将被称物逐个置于称盘上，并相应逐一去皮清零，最后移去所有被称物，显示数的绝对值即为被称物的总质量值。

④加物　置"INT－0"模式，将容器置于称盘上，去皮重。将被称物（液体或松散物）逐步加入容器中，能快速得到连续读数值。当加物达到所需称量，显示器最左边"0"熄灭，这时显示的数值即为操作者所需的称量值。当加入混合物时，可用去皮重法，对每种物质计净重。

⑤读取偏差　置基准砝码（或样品）于称盘中，去皮重，然后取下基准砝码，显示其质量负值。将称物置于称盘上，若称物比基准砝码重则显示正值，反之显负值。

⑥下称　拧松底部盖板的螺丝，露出挂钩，将天平置于开孔的工作台上，调整水平，并对天平进行校准，就可用挂钩称量挂物了。

学生在使用电子天平时，一般只允许进行"ON"，"OFF"和"TAR"三个键的操作，其他功能键的使用只能在教师指导下使用。

 练一练

一、填空题

1. 使用分析天平称量结束后，应先关_____取出 _____，将指数盘_____，关闭天平门，盖上防尘罩，填写_____。

2. 顺时针转动升降枢钮，天平 _____，反时针转动升降枢钮，天平处于_____状态。

3. 取放被称物品和加减砝码时，天平的升降枢钮必须保持_____状态，在天平达到平衡状态之前，只能_____，以判断是否需要增减砝码。

4. 称量时，从微分刻度标尺上读取_____以下的数值。

5. 分析天平微分刻度标尺一直向右移动时，说明_____较重，此时需要_____砝码。

二、单项选择题

1. 使用分析天平时，加减砝码和取放物体必须休止天平，这是为了（　　　）

    A. 防止天平盘的摆动　　　　　B. 减少玛瑙刀口的磨损

    C. 增加天平的稳定性　　　　　D. 保护横梁

2. 使用分析天平较快停止摆动的部件是（　　　）

    A. 吊耳   B. 重心调节螺丝

    C. 阻尼器   D. 平衡调节螺丝

3. 启动或休止天平的部件是（　　　）

    A. 平衡调节螺丝   B. 升降枢纽

    C. 重心调节螺丝   D. 阻尼器

4. 使用分析天平直接称量的正确操作步骤为（　　　）

    A. 调零点 – 调水平 – 清洁天平 – 查看天平部件位置，状态是否正常

    B. 调水平 – 调零点 – 清洁天平 – 查看天平部件位置，状态是否正常

    C. 清洁天平 – 调水平 – 查看天平部件位置，状态是否正常 – 调零点

    D. 查看天平部件位置，状态是否正常 – 调零点 – 调水平 – 清洁天平

5. 电光天平的横梁上有（　　　）个玛瑙刀

    A. 1   B. 2

    C. 3   D. 4

考核评价

分析天平操作考核表

项目		考核内容	记录	标准分	得分
称量操作 25 分	称量准备	天平罩，记录本，砝码盒，容器的摆放		1	
		天平各部件及水平检查		1	
		天平清扫		1	
		零点检查与调整		1.5	
	称量操作	称量瓶、砝码在秤盘中的位置	1		
		天平开关动作轻、缓、匀		1.5	
		加减砝码、物品时天平必须休止		1	
		半启天平试称操作		2	
		砝码选择与镊子放置		1	
		试样的倾出与回磺操作		2	
		读数时天平侧门必须关闭		1	
		称量读数正确		1.5	
		试样质量范围		2	
		随时记录，不损坏仪器		2	
	结束工作	称量瓶、砝码、指数盘回位		1	
		检查零点		1.5	
		休止天平，罩好天平罩		1	
	称量时间上限 10 分钟，每超过 2 分钟扣 1 分			2	
	其他：返工扣 5 分，不会称量均扣 25 分				

技能训练一　分析天平称量练习一

【目的要求】

1. 认识电光天平的基本结构及主要部件的名称与作用。
2. 学会电光天平的调整技能（水平、零点、灵敏度）。
3. 学会电光天平的直接称量操作。

【实训步骤】

1. 分析天平使用前准备工作

（1）进入天平室，熟知天平室各项规则。

（2）小心摘除天平罩，若有灰尘，到室外指定地点清除，用毛刷除去天平箱内外灰尘。

（3）调节天平水平。

（4）正坐天平前方，观察天平的基本结构、水平状态及各部件位置是否正常，若有异常，及时报告教师。

（5）接通电源，左手轻轻开启天平，观察微分刻度标尺在光幕上影象是否正常，检查并调整零点；当微分刻度标尺零刻度线与光幕标线相差不大时，可通过天平箱下方的调零杆调节；否则，应先调平衡调节螺丝，然后再用调零杆调整，使零刻度线与标线重合。调整平衡调节螺丝时，必须先关闭天平后方可操作。

（6）零点调好后，关闭天平，在左盘加 10mg 经校准的片码，开启天平，观察静止后光幕上的标线是否指在 99～101 处。若是，即灵敏度合适。否则应在教师的指导下进行调节。

（7）调整完毕，复原天平，该天平可进行称量练习。

2. 分析天平的直接称量练习

称量瓶的称量　先调节天平零点，再将粗称过的称量瓶置于天平左盘中央，右盘试加砝码、环码，半开升降枢钮试称，直至指针缓慢摆动，并且光幕上的标线指在微分刻度标尺 0～10mg 范围以内时，将天平开关旋至最大。待天平静止后，记录称量瓶的质量。

按上述方法再分别称出瓶身、瓶盖的质量，将数据分别记在实验记录本上。

【实验记录与计算】

项目	砝码的质量，g	环码质量，g	光幕所示质量，g	被称物的质量，g
瓶＋盖				
瓶盖				
瓶				

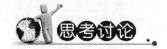
思考讨论

1. 如何判断天平摆动是否正常？
2. 微分刻度标尺投影一直向右移动时，天平哪盘较重？

技能训练二　分析天平称量练习二

【目的要求】

1. 学会减重称量的操作。
2. 熟练掌握分析天平的一般检查与调整。
3. 熟知分析天平的使用保管规则。

【实训步骤】

1. 减重称量练习

称量三份无水 Na_2CO_3，每份重 0.11~0.13g，操作方法如下：

（1）用药匙将药品装入称量瓶中，先粗称，然后放在天平左盘中央，准确称其质量，假如为 22.4857g，在记录本上记录 $m_1 = 22.4857g$。

（2）关闭天平，在指数盘上减去 120mg 环码（0.11g 与 0.13g 的平均值），这样可避免倒出的药品少于 0.11g 或大于 0.13g。

（3）将称量瓶拿到盛药品容器的上方，轻轻敲出少量药品后（药品不得落到容器外面），再放到天平上称量，如此反复操作，直到指针缓缓移动时，将天平开关全部打开，待指针完全静止后，假如光幕上的标线与微分刻度标尺 1.3 格重合，记录，$m_2 = 22.3613g$。

容器 1 中的药品质量 = $m_1 - m_2$ = 22.4857g − 22.3613g = 0.1244g（第一份药品）。

按（2）、（3）的操作方法，继续称出第二份、第三份药品。

2. 预定质量称量练习

0.1250g Na_2CO_3 的称量

（1）精确称量一干燥的扁形称量瓶（去盖），假定为 20.2142g。

（2）在天平左盘，加 120mg 环码，并预定光幕上的标线与微分刻度标尺上的 92（50 + 42）标线相齐。

（3）用药匙仔细将 Na_2CO_3 缓慢敲入称量瓶中，并不断开启天平观察，直至达到预定的平衡。

【实验记录与计算】

减重法称量多份药品

	第Ⅰ份	第Ⅱ份	第Ⅲ份
称量瓶 + 药品，g	m_1	m_2	m_3
倾出药品后，g	m_2	m_3	m_4
药品质量，g	$m_Ⅰ$	$m_Ⅱ$	$m_Ⅲ$

1. 减重称量中，若从称量瓶中敲出的药品超出要求范围，则需要重称。
2. 预定质量称量中，若加入的药品量过多，也需重新称量。

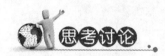

1. 减重法称量时，样品敲出过多，该如何处理？
2. 如何既准确又迅速地称量样品？谈谈你的体会。

第三章

滴定分析常用仪器

滴定分析法中常用的仪器主要有滴定管、移液管、容量瓶。

第一节 滴 定 管

滴定管是内径均匀、带有精密刻度的细长玻璃管，下端连有控制液体流星的玻璃活塞（或由乳胶管、玻璃珠组成的阀）。主要用于精确放出一定体积的溶液。

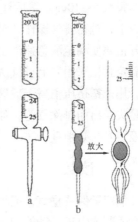

滴定管根据容积不同，分为常量滴定管、半微量滴定管和微量滴定管。常量滴定管规格有 100ml、50ml、25ml，最小刻度 0.1ml，可估读至 0.01ml。根据构造不同，滴定管又分为酸式滴定管和碱式滴定管，如图 2-13 所示。

酸式滴定管下端连有玻璃活塞开关，用来盛装酸性溶液或氧化性溶液及盐类溶液。

碱式滴定管下端连有一根乳胶管，乳胶管中装有一个实心玻璃珠，挤压玻璃珠用来控制溶液的流速，乳胶管下端连有玻璃尖嘴。碱式滴定管用来盛装碱性溶液或无氧化性溶液，凡是能与乳胶管起作用的溶液均不可装入碱式滴定管中，如 $KMnO_4$，$K_2Cr_2O_7$，碘液等。

图 2-13　滴定管

一、滴定管的准备

1. 酸式滴定管的装配

酸式滴定管的活塞要转动灵活，且密不漏液。新的滴定管或已经使用但发现漏液以及活塞转动不灵活的，都需将活塞取下重新装配。

（1）装配的方法　把滴定管平放在桌面上，取下活塞，将活塞和活塞套洗净后用滤纸将水吸干，分别在活塞粗端、活塞套细端沿圆周涂上少许凡士林（凡士林不宜涂得太多，切勿堵住塞孔），如图2-14所示。

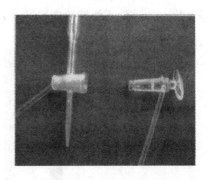

图 2-14　涂凡士林

然后把活塞插入套中，沿同一方向转动，直到两者紧密结合，接触部位呈透明状态，最后用橡皮筋套住活塞的尾部，以防脱落。最后还应检查活塞是否漏液。

（2）试漏方法　先关闭活塞，将滴定管充满水，用滤纸在活塞周围和管尖处检查。然后将旋塞旋转180°，直立2分钟，再用滤纸检查，如不漏液即可使用；如漏液重复上述操作。

2. 洗涤

当滴定管没有明显污染时，可以直接用自来水冲洗，滴定管洗净的标准是：将管内的水倒出后，管内壁不挂水珠。如果用肥皂水或洗涤剂不能洗净，则可采用铬酸洗液5～10ml进行清洗。

3. 装溶液

为防止滴定管中残留的水分影响滴定液的浓度，装液前应先用滴定液将滴定管荡洗2～3次，每次5～10ml。然后注入滴定液至零刻度线以上，进行排气操作，对于酸式滴定管迅速旋开活塞使滴定液急速流出排除气泡；对于碱式滴定管，采用向上排气法，将乳胶管向上弯曲，用两指挤压稍高于玻璃珠所在处，使溶液从管尖涌出而排除气泡，如图2-15所示。滴定液装入时必须直接注入，不能使用漏斗或其他器皿辅助，以免污染滴定液。

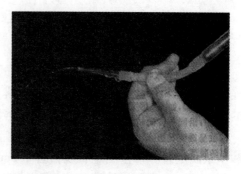

图2-15　碱式滴定管排气泡

二、读数

滴定管保持垂直，把小烧杯置于滴定管下，缓缓放出滴定液，使液面下降到0.00～1.00ml范围内某一刻度，1～2分钟后检查液面有无改变，如无改变，记下初读数。滴定最好是在零刻度开始，且每次都一致，以消除因上下刻度不匀所造成的误差。读数时应遵循下列规则。

（1）装液或放液，须等1～2分钟，再读数。

（2）对无色或浅色溶液，读取凹液面的最低点与刻度相切处，视线与切点在同一水平线上，如图2-16所示。若溶液颜色太深，不能观察到凹液面时，可读取液面的最上缘。初读数与终读数应取同一标准。

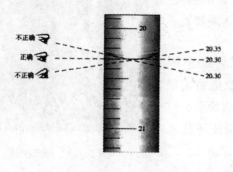

图2-16　读数

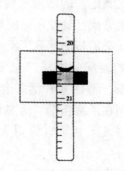

图2-17　读数卡的使用

（3）读数时，应估读到小数点后第二位。

（4）也可使用读数卡为背景，使读数清晰，如图2-17所示。

三、滴定操作

使用酸式滴定管时，如图2-18所示。用左手虚握活塞，拇指在活塞柄的前侧中间，食指和中指在活塞柄的后侧上下两端。转动活塞时，手指微微弯曲，轻轻向里扣住，手心与活塞尾部留有空档，以免顶出活塞，使滴定液漏出。使用碱式滴定管时，如图2-19所示。左手拇指和食指捏住乳胶管中玻璃珠所在部位稍上一些的地方，捏挤乳胶管，使在玻璃珠与乳胶管之间形成空隙，使溶液流出。

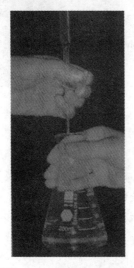 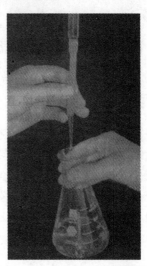

图2-18　酸式滴定管的操作　　　　图2-19　碱式滴定管的操作

开始滴定前，先将悬挂在滴定管尖端处的液滴除去，读取初始体积。将滴定管下端深入瓶口约1cm，右手握住瓶颈，边滴边旋摇（用手指和手腕的力量旋摇锥形瓶，小臂不要动，使瓶底沿同一方向作圆周运动）。在滴定过程中，左手始终控制滴定流速。对于酸管必须熟练掌握旋转活塞的方法，能根据不同的需要，控制旋转活塞的速度和程度，既能逐滴滴入，又能控制1滴或半滴的加入；使用碱管，要防止玻璃珠上下移动，避免挤压玻璃珠下部引起空气倒吸，形成气泡。无论使用哪种滴定管，都必须熟练掌握三种加液操作：①逐滴滴加；②加1滴；③加半滴（使液滴较小，悬而不落，用蒸馏水冲下）。记录体积，与初始体积相减即为滴定液消耗的体积。实验完毕，倒出滴定管内剩余溶液，用自来水冲洗干净，放入柜子。

第二节　容量瓶

容量瓶是细长颈、梨形平底玻璃瓶。配有磨口玻璃塞或塑料塞。用于配制或稀释准确体积的溶液。容量瓶上标有温度和容积，表示在所指定温度下，液体凹液面最低点与量瓶颈部的环形刻度线相切时，其体积即为瓶上标注的体积。常用的容量瓶有50ml、100ml、250ml、1000ml等多种规格。

容量瓶的使用分四步：检查、洗涤、定量转移和定容。

一、检查

使用前，要检查容量瓶的密封性。检查方法如下：注入自来水至标线附近，盖好塞子，左手按住塞子，右手握住瓶体，倒立2分钟，观察瓶塞周围是否有水渗出，如图2-20所示。如果不漏水，将容量瓶直立后，转动瓶塞约180°检查一次，仍不漏水方可使用。

二、洗涤

洗涤方法与滴定管相同。尽可能只用自来水冲洗、蒸馏水荡洗，必要时才用洗液浸洗。

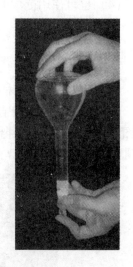

图2-20　容量瓶的试漏

三、定量转移

配制溶液时，对于固体试剂，将称好的试剂先放在烧杯里用适量的蒸馏水溶解，再定量转移到容量瓶中。特别注意：若溶解或稀释时有明显的热量变化，待溶液的温度恢复到室温后才能转移。转移时，须用玻璃棒导流，如图2-21所示。玻棒的顶端贴住瓶颈内壁，使溶液玻棒流下，待溶液全部流完后，将烧杯轻轻向上提，同时直立，使附着在玻璃棒和烧杯嘴之间的1滴溶液收回到烧杯中。用蒸馏水洗涤玻璃棒、烧杯内壁3～4次，洗涤液并入容量瓶。

四、定容

定量转移后，加蒸馏水到容量瓶容积的2/3。旋摇容量瓶，使溶液初步混合（此时勿加塞倒立瓶）。然后慢慢加蒸馏水距标线1cm左右，改用滴管滴加，直到液体凹液面最低点与标线相切。盖好瓶塞，倒转摇动数次，再直立，如此反复十余次即可，如图2-22所示。

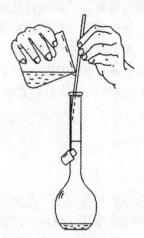

图2-21　定量转移

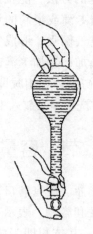

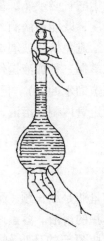

图2-22　混匀溶液

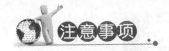

注意事项

1. 容量瓶不能长期存放溶液，将配制好的溶液转移至洁净干燥的试剂瓶中存放。
2. 容量瓶不能加热和盛放热溶液。

第三节　移液管

　　移液管用于准确移取一定体积的溶液。一般有两种类型，一种管体中部膨大，两端细长，称为移液管，如图2－23a所示，常用的有10ml、20ml、25ml、50ml、100ml等规格。另一种为直形管，带有准确刻度，称为吸量管或刻度吸管。如图2－23b所示。常用的有1ml、2ml、5ml、10ml等规格。

　　移液管的使用分四步：洗涤、润洗、吸液和放液。

一、洗涤

　　洗涤方法与容量瓶相同。

二、润洗

　　右手拇指和中指捏住移液管上端，将移液管下口插入欲吸取的溶液中，一般为液面下1～2cm处。左手拿洗耳球，接在移液管的上口把溶液慢慢吸入，先吸入容量的1/3左右，如图2－24所示。

　　用右手的食指按住管口，取出，横置，转动管体使内壁被完全浸润，然后弃去，如此反复洗3次即可。

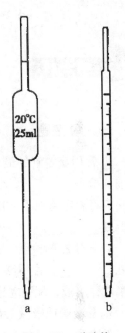

图2－23　移液管

三、吸液

　　吸取溶液至刻度以上，立即用右手的食指按住管口。将移液管上提，用滤纸轻轻擦去管体外面沾附的溶液，再将管嘴贴住器皿的内壁，管体保持垂直，略微放松食指，拇指和中指微微转动管体，让空气从指纹缝中进入管内，使溶液慢慢从管嘴流出，直至溶液凹液面与标线相切，立即用食指压紧管口。移出移液管，插入承接溶液的器皿中。

四、放液

　　承接溶液的器皿若是锥形瓶，使锥形瓶倾斜约30°，移液管直立，管嘴紧贴锥形瓶内壁，松开食指，让溶液沿瓶壁自然流下（不得加压），如图2－25所示。

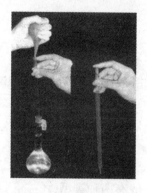
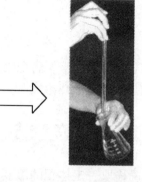

图 2 - 24　移液管吸液　　　　　　图 2 - 25　移液管的放液

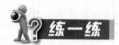

一、填空题

1. 常用滴定管的最小刻度为_____，而读数可以估计到_____。滴定管使用之前应检查_____，装滴定液时要用该滴定液荡洗滴定管_____次。滴定结束读数时应将滴定管取下，用手捏住_____处，使滴定管保持垂直状态，视线与弯月面最低处_____。

2. 容量瓶的检漏：先注入自来水至标线附近，盖好瓶塞，将瓶_____，观察瓶口处_____。若不漏水，把瓶塞_____，再试。容量瓶只能用来配制溶液，不能用来贮存溶液，配制完毕，要转入_____贴上标签备用。

3. 移液管或吸量管都是用来准确量取一定体积的量器，均可精确到_____。
吸取溶液时，将移液管直接插入液面下_____处。用_____手拿移液管，_____手拿洗耳球，准备吸液。放液时_____垂直，锥形瓶倾斜约45°，待溶液全部流尽后，等待_____，取出移液管。

4. 玻璃仪器洗涤干净的标志是_____。

二、单项选择题

1. 滴定管读数时，视线比液面低，会使读数（　　　）。
   A. 偏低　　　　　　　　　　　　　　B. 偏高
   C. 可能偏高也可能偏低　　　　　　　D. 无影响

2. 滴定管在记录读数时，小数点后应保留（　　　）位。
   A. 1　　　　　　　B. 2　　　　　　　C. 3　　　　　　　D. 4

3. 如发现容量瓶漏水，则应（　　　）。
   A. 调换磨口塞　　　　　　　　　　　B. 在瓶塞周围涂油
   C. 停止使用　　　　　　　　　　　　D. 摇匀时勿倒置

4. 现要准确配制 100ml 标准溶液，下列量器中最合适的量器是（　　　）

    A. 容量瓶　　　　　　　　　　　　B. 量筒

    C. 烧杯　　　　　　　　　　　　　D. 滴定管

5. 配制好的氢氧化钠溶液贮存在哪种容器中（　　　）

    A. 小口瓶　　　　　　　　　　　　B. 棕色橡皮塞小口瓶

    C. 白色橡皮塞小口瓶　　　　　　　D. 白色玻璃塞小口瓶

技能训练　容量分析器皿的洗涤和使用练习

【目的要求】

1. 掌握容量仪器的洗涤方法。
2. 掌握容量仪器的使用方法。

【实训步骤】

一、滴定分析器皿的洗涤

一般情况下，一些精密的容量仪器，如滴定管、移液管、容量瓶等应尽量用洗液洗，因为用毛刷刷洗，久而久之，会对容器造成磨损，而引起容量误差。另外，一些容器的形状不利于用毛刷刷洗的，也应用洗液洗涤。而对量的概念要求不高的容量仪器，如量筒、烧杯、锥形瓶等，可用合成洗涤剂刷洗。

不管用何种方法洗涤，当用常水冲洗干净后，还必须用蒸馏水或去离子水将容器荡洗 3 遍。容器洗干净的标志是，容器内壁能均匀地被水湿润而无条纹和水珠。已洗净的容器不可用布和纸抹擦，以免重污染。

二、容量仪器的使用

1. 移液管

（1）洗涤移液管。

（2）移液管使用练习。

容易发生错误操作而引起注意的有以下几点：

①拿移液管的姿势拇指和中指捏着移液管上端，用食指按住管口（不要用拇指按）。

②当溶液被吸到刻度线上后，将移液管从溶液中提起时，应用干净的滤纸将沾在管外的溶液抹干净后，才放液至刻度，否则会引起溶液体积误差。

③放液时移液管一定要垂直，下端管口一定要靠住盛接的容器内壁。

④放完液后必须停靠 15s 才能将管拿开。

2. 容量瓶

（1）检查容量瓶是否漏水。

（2）洗涤容量瓶。

（3）容量瓶的使用练习

①固体试样的溶解、转移,并稀释至刻度

取一小烧杯,加入一些固体试样(选取可溶于水的化合物,如 NaCl、Na_2CO_3 等),加适量水,用玻璃棒搅拌至完全溶解,然后用玻璃棒引流,将溶液转移至容量瓶中。再往烧杯中加入 2~3 次适量水,每次都用水将烧杯壁洗一下,用玻璃棒引流入容量瓶中。最后往容量瓶中加水(同样用玻璃棒引流),加至容量瓶约 2/3 体积时,水平方向旋摇使溶液混匀,再继续加水,至接近刻度时,将容量瓶拿起(不要握住容量瓶底,而应拿住刻度线上方的瓶颈处),使刻度线与眼齐平,然后用滴管将水加至刻度处。最后,盖紧瓶塞(要注意转动一下),一手握瓶底,另一手顶住瓶塞并握住瓶颈,上下倒转晃动,直至溶液完全混匀。

②用移液管移取一定体积的溶液至容量瓶中,并稀释至刻度用移液管移取一定体积的溶液,转移至容量瓶中,并加水至刻度,摇匀。

3. 滴定管

(1)洗涤滴定管 酸式滴定管和碱式滴定管各一支用洗液洗时,碱式滴定管的胶管应摘下,用橡胶滴头套住操作。

(2)涂凡士林活塞和活塞套都必须擦干。凡士林的量必须适中,涂完后以透明、无凡士林溢出、活塞能转动自如为好,且注意凡士林不能堵住活塞和活塞套中间的孔。

(3)检查是否漏水。

(4)用蒸馏水或去离子水将滴定管洗三遍后,用待装液将滴定管荡洗三遍(每次用量约 5ml)。

(5)装液→赶气泡→放至 0 刻度。

(6)练习滴定 要求姿势正确,滴定速度要求控制在能快速成滴滴下,也能 1 滴,半滴滴下。要求能均匀地旋摇锥形瓶,使滴定液在滴下的瞬间就能被分散。摇动时,使滴定管尖端插入锥形瓶口中央且不碰到锥形瓶口。

注:(4)、(5)、(6)可用水练习。

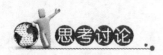
思考讨论

1. 常用的滴定分析仪器在什么情况下应用洗液洗?在什么情况下可用合成洗涤剂刷洗?

2. 玻璃器皿洗干净的标志是什么?若洗完后尚挂水珠,使用时会对滴定带来何影响?

3. 移液管外沾的液体,如果没有擦掉就放液,会给测定结果带来什么影响?

第四章

常用溶液的配制方法

在实验中，经常因化学反应的性质和要求的不同而配制不同的溶液。有的溶液的浓度是近似的；有的溶液浓度则要求比较严格，需准确表达；有的甚至需要用特殊试剂来配制溶液。

溶液依所含溶质是否确知分为两种：一般溶液和标准溶液。

一般溶液：浓度不是确知的溶液，常用 1~2 位有效数字表示其浓度，适用于一般物质化学性质实验。

标准溶液：浓度准确已知的溶液，其浓度表示常为 4 位或 4 位以上有效数字，适用于定量测定实验。

第一节　一般溶液的配制

1. 所需仪器　用台秤称量固体物质，用量筒量取液体物质，配溶液用烧杯，不需使用测量准确度高的仪器。

2. 所需用水　一次蒸馏水或去离子水。

3. 配制方法

①直接水溶法　对易溶于水而不发生水解的固体试剂（如 NaCl 等），配制其溶液时．称取一定量的固体试剂于烧杯中，加入少量蒸馏水，搅拌使其完全溶解后，再加水稀释至所需体积。混匀，待溶液冷却后，再转移到试剂瓶内，贴上标签，备用。

②介质水溶法　对易水解的固体试剂（如 $FeCl_3$ 等）配制其溶液时，称取一定量的固体于烧杯中，加入适量一定浓度的酸（或碱）使之溶解，再以蒸馏水稀释至刻度。摇匀，待冷却后转入试剂瓶。

③稀释法　对于液态试剂，如盐酸、浓硫酸等，配制其稀溶液时，先用量筒量取所需量的浓溶液，然后加入盛适量的蒸馏水的烧杯中，再以蒸馏水稀释至刻度。摇匀，待冷却后转入试剂瓶。配制硫酸溶液时，需特别注意，应在不断搅拌下将浓硫酸缓慢地倒入盛水的容器中，切不可将操作顺序倒过来。

一些容易见光分解或易发生氧化还原反应的溶液，要防止在保存期间失效。如 Sn^{2+} 及 Fe^{2+} 溶液应分别放入一些 Sn 粒和 Fe 屑。

一、百分浓度溶液的配制

百分浓度溶液的配制要根据实际情况，需要配制多少体积的溶液，根据溶液的体积来计算溶质的量。

例：0.4% NaOH 溶液的配制

操作见图 2 − 26。

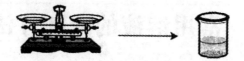

图 2 − 26　0.4% NaOH 溶液的配制

方法一：托盘天平上称取 0.4g 的 NaOH，置于烧杯中，加水 100ml 溶解即可。

方法二：托盘天平上称取 4g 的 NaOH，置于烧杯中，加水 1000ml 溶解即可。

二、试液的配制

这类试液的配制方法在《中国药典》（2010 年版）二部附录 XVB "试液" 部分查找。

例：$FeCl_3$ 试液的配制

方法：取 $FeCl_3$ 9g，加水使溶解成 100ml 即得。

三、溶液（X→Y）的配制

溶液（X→Y）是指固体溶质 Xg 或液体溶质 Xml 加溶剂使成 Yml 的溶液。

例：盐酸溶液（9→1000）的配制

方法：取 9ml 浓盐酸，置于盛有适量水的烧杯中，用水稀释到 1000ml 即得。

操作见图 4 − 2。

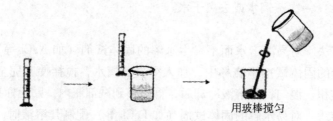

用玻棒搅匀

图 2 − 27　盐酸溶液（9→1000）的配制

四、指示液的配制

例：酚酞指示液的配制

方法：取酚酞 1g，加乙醇 100ml 使溶解，即得。

第二节　滴定液的配制与标定

滴定液的配制方法通常有直接配制法、间接配制法。

1. 直接配制法

准确称取一定量的基准物质，溶解后稀释成准确体积的溶液，根据基准物质的质量和溶液体积，即可计算出该滴定液的准确浓度。

例1　重铬酸钾滴定液（0.01667mol/L）的配制

方法：取基准重铬酸钾，在120℃干燥至恒重后，称取4.903g，至1000ml容量瓶中，加水适量使溶解并稀释至刻度，摇匀，即得。

溶液配制流程如图2-28所示。

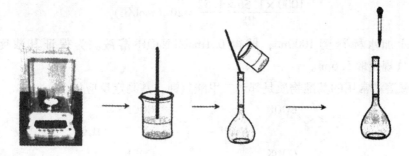

图2-28　重铬酸钾溶液配制流程

2. 间接配制法

先将试剂配制成近似于所需浓度的溶液，然后用基准物质或另一种滴定液，通过滴定来确定溶液的准确浓度。这种通过滴定来确定溶液浓度的方法称为标定。所以间接配制法又称为标定法。

例2　盐酸滴定液（0.1mol/L）的配制

方法：取盐酸9.0ml，加水适量使成1000ml，摇匀。然后选用合适的基准物质来标定该盐酸滴定液。

例3　亚硝酸钠滴定液（0.1mol/L）的配制

方法：取亚硝酸钠7.2g，加无水碳酸钠（Na_2CO_3）0.10g，加水适量使溶解成1000ml，摇匀。然后选用合适的基准物质来标定该亚硝酸钠滴定液。

技能训练　NaOH滴定液（0.1mol/L）的配制与标定

【目的要求】

1. 掌握氢氧化钠滴定液的配制方法。
2. 掌握用基准物邻苯二甲酸氢钾标定氢氧化钠滴定液的方法。
3. 进一步巩固分析天平、容量瓶、移液管、滴定管的操作。

【实验原理】

NaOH容易吸收空气中的CO_2，使配得溶液中含有少量Na_2CO_3。其反应式如下：

$$2NaOH + CO_2 = Na_2CO_3 + H_2O$$

经过标定的含有碳酸盐的标准碱溶液，用它测定酸含量时，若使用与标定时相同的指示剂，则含碳酸盐对测定结果并无影响。若标定与测定不是用相同的指示剂，则将发生一定的误差。因此应配制不含碳酸盐的标准溶液。

配制不含碳酸钠的标准氢氧化钠溶液，最常见的方法是用氢氧化钠的饱和水溶液配制。碳酸钠在饱和氢氧化钠溶液中不溶解，待碳酸钠沉淀沉下后，量取一定量上层澄清溶液，再用水稀释至所需浓度，即可得到不含碳酸钠的氢氧化钠溶液。

饱和氢氧化钠溶液的相对密度为 1.56，含量约为 52%（W/W），故其物质的量浓度为：

$$\frac{1000 \times 1.56 \times 1.52}{40} \approx 20 \ (\text{mol/L})$$

取 5ml 加水稀释至 1000ml，即得 0.1mol/LNaOH 溶液。为保证其浓度略大于 0.1mol/L 故规定取 5.6ml。

标定碱溶液常用的基准物质是邻苯二甲酸氢钾。其滴定反应如下：

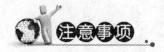

计量点时，由于弱酸盐的水解，溶液呈微碱性，应采用酚酞为指示剂。

【实训步骤】

1. 配制

用刻度吸管吸取饱和氢氧化钠贮备液的中层溶液 2.8ml，置烧杯中，加新沸并放冷的蒸馏水至 500ml，搅拌均匀，转移至聚乙烯瓶中，盖紧瓶塞，待标定。

2. 标定

（1）用配好的氢氧化钠滴定液将洗净的碱式滴定管荡洗 3 遍（每次约 5ml），装液，赶气泡，放至零刻度。

（2）精密称取邻苯二甲酸氢钾约 0.44g，加新煮沸过的冷蒸馏水 50ml，小心摇动，使其溶解，加酚酞指示液 1～2 滴，用待标定的氢氧化钠溶液滴定至微红色，30s 不褪色，即为终点。记录氢氧化钠滴定液的毫升数，按下式计算氢氧化钠滴定液的浓度：

$$C_{\text{NaOH}} = \frac{m_{\text{邻}}}{V_{\text{NaOH}} \times \dfrac{M_{\text{KHC}_8\text{H}_4\text{O}_4}}{1000}}$$

平行滴定 3 次。并计算相对平均偏差。标定完毕，将试剂瓶贴好标签，备用。

注意事项

1. 标定氢氧化钠滴定液时，酚酞作指示剂，滴定至微红色；半分钟不褪色为终点。时间长红色褪去，是因为溶液吸收了空气中的二氧化碳，使溶液 pH 下降所至。

2. 要控制好在终点时 1 滴或半滴滴定液的加入，这是滴定成功的关键。

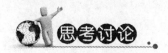

1. 氢氧化钠滴定液的配制为何用间接配制法？

2. 在滴定中，容量瓶、移液管、滴定管哪种仪器需要用待装液荡洗 3 遍？滴定中使用的烧杯、锥形瓶等，是否也要用待装液洗涤？请解释原因。

3. 从滴定管中滴加半滴溶液的操作要领是什么？

第五章

过　滤

过滤是使固体和液体分离最常用的操作，借助于过滤器，可使过滤物中的溶液部分通过过滤器进入接受器，固体沉淀物（或晶体）部分则留在过滤器上。

操作注意要点如下。

一、过滤操作时要掌握"六字口诀"

即：一贴、二低、三靠。

1. 一贴

一贴是指：滤纸要紧贴漏斗壁（如图 2 - 29 所示）

滤纸叠好后，放入漏斗中，用水湿润一下，中间不要留有气泡。

图 2 - 29　滤纸贴漏斗壁

（讨论：中间留有气泡会有什么影响？）

气泡的处理方法：用玻璃棒在滤纸表面轻轻地滚压。

2. 二低

（1）滤纸的边缘要低于漏斗口的边缘；（如图 2 - 30a）

（2）倾倒液体时，液面要低于滤纸的边缘。（如图 2 - 30b）

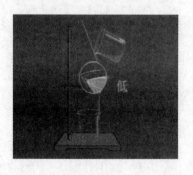
a

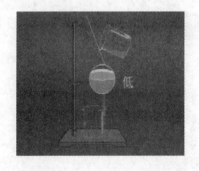
b

图 2 - 30　"二低"

3. 三靠

（1）倾倒液体时，容器要紧靠玻璃棒；（如图 2 - 31a）

（2）玻璃棒下端要轻轻地靠在三层滤纸的一边；（如图 2 - 31b）

（3）漏斗的尖嘴要靠在接受滤液的容器内壁上。（如图 2 - 31c）

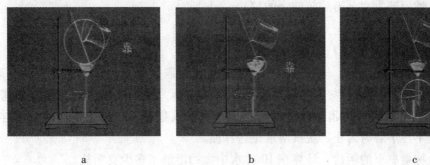

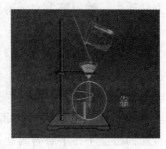

图 2-31 "三靠"

二、如果滤液仍然浑浊，应该把滤液再过滤一次，直到滤液澄清。

注意：

（1）每次重新过滤时，应更换新的滤纸。

（2）如果滤液仍然浑浊，应分析原因，给予调整。

（讨论：可能有哪些原因？）

三、洗涤沉淀的方法

向漏斗中加少量水，使水面浸过沉淀物，等水滤出后再重复几次

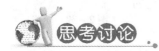思考讨论

某同学在过滤操作时，过滤后滤液浑浊，又过滤一次滤液仍浑浊，试分析产生这种结果的可能原因？

技能训练　粗盐的提纯

【目的要求】

1. 掌握溶解、过滤、蒸发等实验的操作技能。

2. 理解过滤法分离混合物的化学原理。

3. 体会过滤的原理在生活生产等社会实际中的应用。

【仪器与试剂】

1. 药品：粗盐，水。

2. 器材：托盘天平，量筒，烧杯，玻璃棒，药匙，漏斗，铁架台（带铁圈），蒸发皿，酒精灯，坩埚钳。

【方法原理】

粗盐中含有泥沙等不溶性杂质，以及可溶性杂质。不溶性杂质可以用溶解、过滤

的方法除去，然后蒸发水分得到较纯净的精盐。

【操作步骤】

1. 溶解

用托盘天平称取 5g 粗盐（精确到 0.1g），用量筒量取 10ml 水倒入烧杯里。用药匙取一匙粗盐加入水中，观察发生的现象。用玻璃棒搅拌，并观察发生的现象（思考：玻璃棒的搅拌对粗盐的溶解起什么作用?）。接着再加入粗盐，边加边用玻璃棒搅拌，一直加到粗盐不再溶解时为止。观察溶液是否浑浊。

在天平上称量剩下的粗盐，计算在 10ml 水中大约溶解了多少克粗盐。

2. 过滤

按照化学实验基本操作进行过滤，仔细观察滤纸上的剩余物及滤液的颜色。滤液仍浑浊时，应该再过滤一次。

如果经两次过滤滤液仍浑浊，则应检查实验装置并分析原因，例如，滤纸破损，过滤时漏斗里的液面高于滤纸边缘，仪器不干净等。找出原因后，要重新操作。

3. 蒸发

把得到的澄清滤液倒入蒸发皿。把蒸发皿放在铁架台的铁圈上，用酒精灯加热（如图 2-32 所示）。同时用玻璃棒不断搅拌滤液等到蒸发皿中出现较多量固体时，停止加热，利用蒸发皿的余热使滤液蒸干。

4. 用玻璃棒把固体转移到纸上，称量后，回收到教师指定的容器。比较提纯前后食盐的状态并计算精盐的产率。

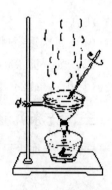

图 2-32　蒸发

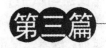

药物分析简单仪器使用

第一章

梅特勒托利多酸度计

技能训练　梅特勒托利多酸度计的使用

【目的要求】

1. 熟悉酸度计的使用原理。

2. 掌握酸度计的组成、各部件的作用和仪器使用。

3. 学会 METTLER TOLEDO 型酸度计使用。

【仪器与试剂】

仪器：EL20 梅特勒酸度计、100ml 小烧杯、复合电极。

试剂：邻苯二甲酸氢钾标准缓冲溶液（pH 4.00）、磷酸盐标准缓冲溶液（pH 6.86）、硼砂标准缓冲溶液（pH 9.20）、葡萄糖注射液。

【实训原理】

1. 仪器安装

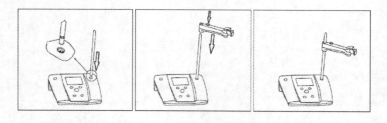

图 3 - 1　酸度计安装示意图

2. 显示说明

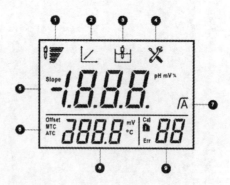

1. 电极状态

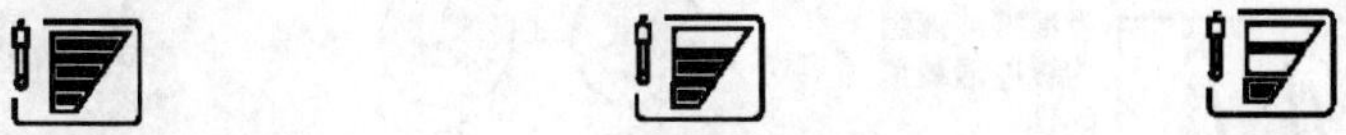

斜率: 95-105%	斜率: 90-94%	斜率85-89%
零电位: ±(0-15)mV	零电位: ±(15-35)mV	零电位: ±(>35)mV
电极状态优良	电极状态良好	电极需要清洁

2. 电极校准图标
3. 电极测量图标
4. 参数设置
5. 电极斜率或pH/mV 读数
6. MTC手动 / ATC自动温度补偿
7. 读数稳定图标 / 自动终点图标
8. 测量过程中的温度或校准过程中的零点值
9. 错误索引 / 校准点 / 缓冲液组

图 3－2　酸度计显示屏

3. 仪器使用步骤

安装电极 —— 取出电极，安装在酸度计上

↓

开机预热 —— 打开电源开关，等待仪器进行自检，使仪器预热 20 min

↓

设置温度 —— 按【设置】键，待温度图标闪烁，按按【▲】键或【▼】键至所需设置温度，按【读数】键确认

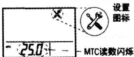

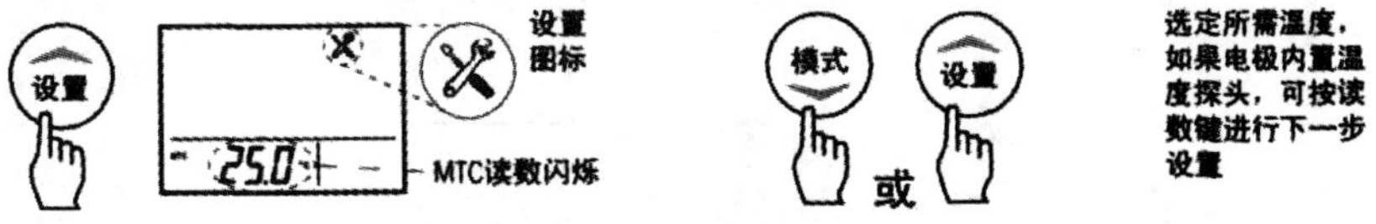

设置
设置
图标
25.0
MTC读数闪烁
模式
设置
或
选定所需温度，如果电极内置温度探头，可按读数键进行下一步设置

设置校准 —— 在温度设置完毕后，缓冲溶液组组号闪烁，按按【▲】键或【▼】键选择所需缓冲溶液组，按【读数】确认。并按【校准】键查看斜率

当前缓冲液组的缓冲液数值闪烁

缓冲液组的组号闪烁

选定所需缓冲液组

内置的缓冲液组：
(25℃下)

B1 1.68 4.01 7.00 10.01
B2 2.00 4.01 7.00 9.21 11.00 出厂设定
B3 1.68 4.00 6.86 9.18 12.46
B4 1.68 4.01 6.86 9.18

 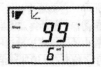

最近的一次校准结果显示3秒

两点校准

将电极放入缓冲液中，并按【校准】键开始校准，校准和测量图标将同时显示。在信号稳定后，按【读数】键结束；用去离子水冲洗电极，将电极放入下一个校准缓冲液中，并按【校准】键开始下一点校准。
按【读数】键后，仪表显示零点和斜率，然后自动退回到测量画面

样品测定

将电极放在样品溶液中并按【读数】键开始测量，画面上小数点闪动。读数稳定后测量终点 A 变成 $\sqrt{A}$

把电极插入样品中

测量　　读数稳定

整理台面

实验完毕，关机，切断电源，将电极取出洗净，放在适当的存储液中，将废纸、废液倒掉，擦拭台面，填写试验记录

 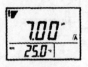

长按开/关键3秒可以关闭仪表

1. 电极在每次使用前后，需用蒸馏水充分清洗，再用被测液清洗。

2. 取下电极护套时，应避免电极的敏感玻璃泡与硬物接触而损坏。

3. 测量结束，及时将电极保护套套上，电极套内应放少量饱和 KCl 溶液，以保持电极球泡的湿润，切忌浸泡在蒸馏水中。

4. 复合电极的外参比补充液为 3mol/L 氯化钾溶液，补充液可以从电极上端小孔加入，复合电极不使用时，盖上橡皮塞，防止补充液干涸。

【实训步骤】

1. 葡萄糖 pH 值的测定

设定温度──→邻苯二甲酸氢钾校准──→磷酸盐缓冲盐校准──→取样品溶液直接在校正过的酸度计上测定。

2. 数据记录

	温度℃	邻苯二甲酸氢钾	磷酸盐缓冲溶液	葡萄糖 pH
（Ⅰ）				
（Ⅱ）				
（Ⅲ）				

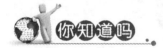

pH 值对皮肤的重要性

皮肤只有在正常的 pH 值范围内，也就是处于弱酸性，才能使皮肤处于吸收营养的最佳状态，此时皮肤抵御外界侵蚀的能力以及弹性、光泽、水分等等，都为最佳状态。

皮肤专家经实践验证得出结论，皮肤的好与坏，其主要原因在于皮肤是否健康，而是否健康又体现为皮肤的碱中和能力。人的皮肤酸碱度正常值为 pH 5.0～5.6。由于遗传、心理、生理、环境、饮食、劳逸作息及自然节律诸多因素影响，不同的人在不同时期皮肤的 pH 值常在 4.5～6.6 之间变化，也有一些超出这个范围的，如果皮肤 pH 值长期在 5.0～5.6 之外，皮肤的碱中和能力就会减弱，肤质就会改变，最终导致皮肤的衰老和损害。所以，只有精确检测皮肤的 pH 值，再选配相对应的护肤品，使皮肤 pH 值保持在 5.0～5.6 之间，皮肤才会呈现最佳状态，真正达到更美、更健康的效果。任何一种护肤方式，不管是基因美容，还是纳米技术，都不能违背这一原则。否则，可能表面上看皮肤美了，长期就会造成损害。

第二章

722N可见分光光度计

技能训练一 722N 可见分光光度计的使用

【目的要求】

1. 熟悉可见分光光度法的原理及光的吸收定律。
2. 掌握分光光度计的组成、各部件的作用和仪器使用。
3. 正确使用吸收池、移液管、吸量管等仪器。
4. 学会 722N 型可见分光光度计使用。

【仪器和试剂】

仪器：722N 型可见分光光度计（图 3 - 3）、玻璃比色皿。

试剂：高锰酸钾储备液（500ug/ml）。

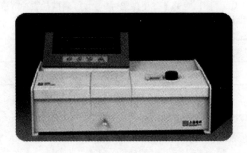

图 3 - 3 T22N 型可见分光光度计

【实训原理】

1. 仪器构造

$$\boxed{光源} \rightarrow \boxed{单色器} \rightarrow \boxed{吸收池} \rightarrow \boxed{检测器} \rightarrow \boxed{数字显示器}$$

（1）光源

光源为钨卤素灯，波长范围为 330nm ~ 800nm（图 3 - 4）。

（2）单色器

将光源发射的复合光分解成单色光并可从中选出任一波长单色光的光学系统。

色散元件：将复合光分解成单色光；棱镜或光栅；

（3）吸收池

吸收池（图 3 - 5）主要有石英池和玻璃池两种。

在紫外区须采用石英池，可见区一般用玻璃池。

（4）检测器

利用光电效应将透过吸收池的光信号变成可测的电信号，常用的有光电池、光电管或光电倍增管（图 3 - 6）。

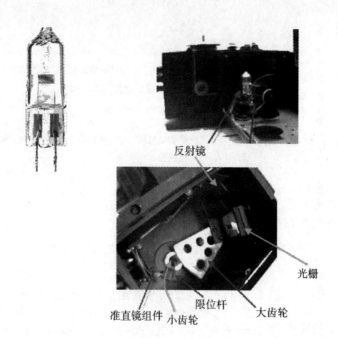

图 3 - 4　光源

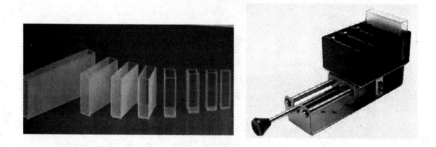

图 3 - 5　吸收池

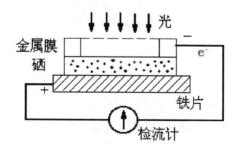

图 3 - 6　检测器原理

（5）数字显示器

检流计、数字显示、微机进行仪器自动控制和结果处理

2. 使用方法

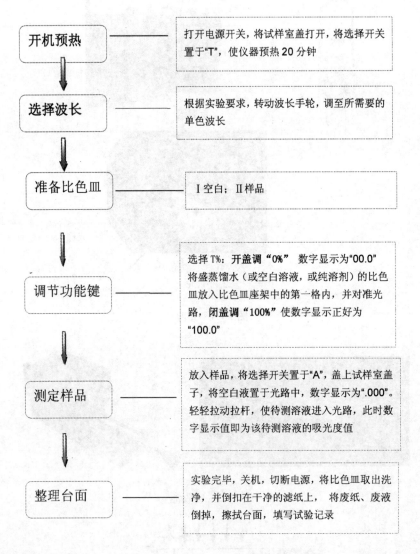

开机预热 —— 打开电源开关，将试样室盖打开，将选择开关置于"T"，使仪器预热20分钟

选择波长 —— 根据实验要求，转动波长手轮，调至所需要的单色波长

准备比色皿 —— Ⅰ空白；Ⅱ样品

调节功能键 —— 选择T%：**开盖调"0%"** 数字显示为"00.0"将盛蒸馏水（或空白溶液，或纯溶剂）的比色皿放入比色皿座架中的第一格内，并对准光路，**闭盖调"100%"** 使数字显示正好为"100.0"

测定样品 —— 放入样品，将选择开关置于"A"，盖上试样室盖子，将空白液置于光路中，数字显示为".000"。轻轻拉动拉杆，使待测溶液进入光路，此时数字显示值即为该待测溶液的吸光度值

整理台面 —— 实验完毕，关机，切断电源，将比色皿取出洗净，并倒扣在干净的滤纸上，将废纸、废液倒掉，擦拭台面，填写试验记录

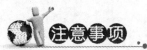
注意事项

1. 为了防止光电管疲劳，不测定时<u>必须将试样室盖打开</u>，使光路切断，以延长光电管的使用寿命。

2. 取拿比色皿时，<u>手指只能捏住比色皿的毛玻璃面</u>，而不能碰比色皿的光学表面。

3. 比色皿<u>不能用碱溶液或氧化性强的洗涤液洗涤</u>，也不能用毛刷清洗。比色皿外壁附着的水或溶液<u>应用擦镜纸</u>或细而软的吸水纸吸干，不要擦拭，以免损伤它的光学表面。

【操作步骤】

1. 溶液的准备

精密吸取高锰酸钾储备液 3.00ml 置于 50ml 容量瓶中，用蒸馏水稀释至刻度，摇匀。

2. 吸光度测定

用 1cm 吸收池，以蒸馏水为空白，在 525 ± 2nm 处测定溶液吸光度。平行测定 3 次，取平均值 A。

【操作结果】

波长（nm）	523	524	525	526	527
吸光度（Ⅰ）					
吸光度（Ⅱ）					
吸光度（Ⅲ）					

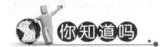

比色皿的使用

1. 首先用蒸馏水清洗 2～3 次，用水量不得多于比色皿高度的 1/2。

2. 用待装液润洗 2～3 次，每次约为装量的 1/4。

3. 装液约为比色皿高度的 3/4。

4. 比色皿外壁液体用干净的滤纸吸净，后用擦镜纸自上而下擦干。

技能训练二 吸收曲线的绘制（可见分光光度法）

【目的要求】

1. 学会 722N 型分光光度计的使用方法。

2. 学会测绘吸收曲线的一般方法。

3. 找出最大吸收波长。

【仪器与试剂】

仪器 722N 型分光光度计、容量瓶（50ml）、移液管（20ml）、洗耳球。

试剂新配制的 $KMnO_4$ 溶液（0.125mg/ml）、蒸馏水。

【方法原理】

1. 物质的吸收光谱曲线是由物质的自身结构决定的，有色物质对可见光的吸收具有选择性，$KMnO_4$ 对可见光中的绿色光有较强的吸收，利用分光光度计能连续变换波长的性能，可以测绘 $KMnO_4$ 在可见光区的吸收曲线。

【操作步骤】

1. 准确量取 $KMnO_4$ 溶液 20ml 置于 50ml 量瓶中，用蒸馏水稀释至刻度，摇匀。将此溶液与空白溶液（蒸馏水）分别盛于 1cm 厚的吸收池中，并将其放在分光光度计的吸收池架上，按本实验中的仪器使用方法进行操作。

2. 从仪器波长范围的下限 420nm 或上限 700nm 开始，每隔 20nm 测量一次吸光度，每变换一次波长，都需用蒸馏水作空白，调节透光率为 100% 后，再测定溶液的吸光度。在 520～540nm 处，每隔 5nm 测定一次，记录溶液在不同波长处的吸光度数值。

3. 以波长为横坐标，吸光度为纵坐标，将测得的吸光度数值逐点描绘在坐标纸上，然后将各点连成光滑曲线，即得吸收光谱曲线。

4. 从吸收光谱曲线上找出最大吸收波长 A 的值。

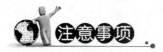

1. 数字显示仪器在开光路闸门前，先把吸光度 A 转换为透光率 T，以保护显示器。

2. 绘制图表时，单位取整数，间隔要适当。

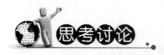

1. 不同波长下同一浓度的 $KMnO_4$ 溶液吸光度 A 的变化有什么规律？为什么？

2. 同一波长下不同浓度的 $KMnO_4$ 溶液吸光度 A 的变化会有什么规律？为什么？

3. 吸收曲线在实际应用中有何意义？

第三章

紫外分光光度计

技能训练一　紫外分光光度计的使用

【实训目标】

1. 熟悉紫外分光光度法的原理及光的吸收定律。
2. 掌握紫外分光光度计的组成、各部件的作用和仪器使用。
3. 正确使用吸收池、移液管、吸量管等仪器。
4. 学会 T6 型紫外可见分光光度计使用。

【仪器与试剂】

仪器：T6 型紫外－可见分光光度计、石英比色皿、容量瓶（10ml）、吸量管（1ml）。
试剂：维生素 B_{12} 注射液（0.5mg/ml）。

【实训原理】

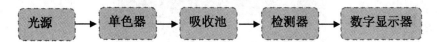

1. 仪器构造

（1）光源

光源（图3-7）为氢、氘灯，波长范围为185nm～400nm。

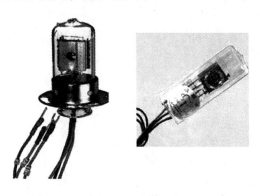

图3-7　光源

（2）单色器（图3-8）

①入射狭缝：光源的光由此进入单色器；
②准光装置：透镜或返射镜使入射光成为平行光束；
③色散元件：将复合光分解成单色光；棱镜或光栅；
④聚焦装置：透镜或凹面反射镜，将分光后所得单色光聚焦至出射狭缝；

⑤出射狭缝。

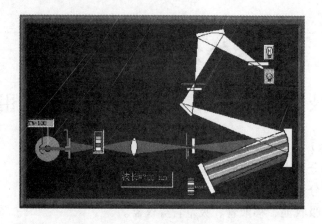

图 3 - 8　光路示意图

（3）吸收池

在紫外区须采用石英池。

吸收池（图 3-9）常用的有 0.5cm、1cm、2cm、3cm 几种厚度规格。

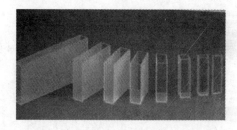

图 3 - 9　吸收池

（4）检测器

利用光电效应将透过吸收池的光信号变成可测的电信号，常用的有光电池、光电管或光电倍增管（图 3 - 10）。

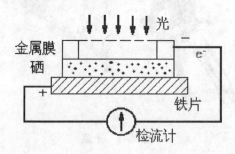

图 3 - 10　检测器

（5）数字显示器

检流计、数字显示、微机进行仪器自动控制和结果处理

2. 键盘功能

（1）功能键

【SET】：设定仪器工作参数键。

【GOTOλ】：设定仪器波长键。

【ZERO】：进行 0Abs（100%t）校正键。

【PRINT】：数据打印。

（2）数字键

在输入数值时使用。

（3）编辑键

【RETURN】：用于返回、退出操作的键。

【ENTER】：用于确认当前工作参数及工作状态的键。

【START】：用于开始测量的键。

（4）翻页键

用于浏览数据时进行上翻页、下翻页的键。

上翻页键同时作为清除输入数据的键。

开机自检 —— 打开电源开关，等待仪器进行自检，使仪器预热 20min。

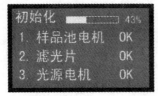

参数设置 —— 在光度测量界面设置参数：按下【SET】键进入参数设定界面。选择测光方式：按【ENTER】键即可进入所选的相应功能。按【RETURN】键退出，返回到上一级界面。

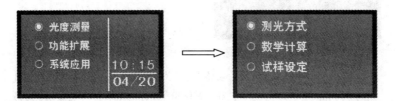

3. 使用方法

在⊙测光方式，进入：

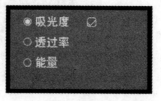

设置波长 —————— 在光度测量界面设置参数：如按 GOTO λ 键，输入波长，后按 ENTER 键确认

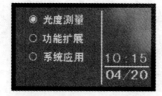　　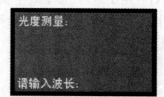

准备比色皿 —————— Ⅰ空白；Ⅱ样品

测定样品 —————— 放入样品和空白，在光度测量主界面下，按【ZERO】键可对当前工作波长进行吸光度零校正（或透过率100%校正），按【START】键可对当前工作波长进行自动池或固定池测量，按【STOP】键结束测定。此时数字显示值即为该待测溶液的吸光度值。

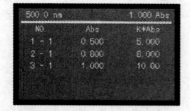

整理台面 —————— 实验完毕，关机，切断电源，将比色皿取出洗净，并倒扣在干净的滤纸上，将废纸、废液倒掉，擦拭台面，填写试验记录。

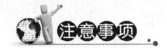

1. 开机自检过程中，氘灯自检较慢，需等待。

2. 每次测量结束后，需返回光度测量界面，再按 start 键开始。

3. 测量过程中从高波长到低波长测量速度，要比从低到高快。

【操作步骤】

1. 溶液的准备

精密吸取维生素 B_{12} 注射液 0.5ml 置于 10ml 容量瓶中，用蒸馏水稀释至刻度，摇匀。

2. 吸光度测定

用 1cm 吸收池，以蒸馏水为空白，在 361nm ±2nm 处测定溶液吸光度。平行测定 3 次，取平均值 A，并将测得的 Amax 代入公式，求出维生素 B_{12} 注射液的含量及标示量的百分含量。

【操作结论】

1. 数据记录

波长（nm）	359	360	361	362	363
吸光度（Ⅰ）					
吸光度（Ⅱ）					
吸光度（Ⅲ）					

2. 计算公式

$$标示量\% = \frac{C_样}{标示量} \times 100\% = \frac{A/（E_{1cm}^{1\%} \times 1）\times n（g/100ml）}{标示量（g/ml）} \times 100\%$$

$$= \frac{A/E_{1cm}^{1\%} \times 10/0.5 \times 100（g/ml）}{标示量（g/ml）} \times 100\%$$

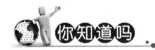

比色皿的差别

为什么紫外光区不能使用玻璃比色皿？

石英比色皿在可见和紫外光区没有吸收，而玻璃比色皿在紫外区有吸收，所以不能用于紫外光区。

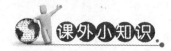

太阳光和光源在发出可见光的同时都会有紫外和红外辐射，只是眼睛视觉反应不出来而已。在太阳光谱中，波长大于1400nm的光波被大层中的水蒸气和二氧化碳强烈吸收，波长小于290nm的光波被大气层中的臭氧所吸收。人的眼睛对不同颜色光的视觉灵敏度不同，对光谱中心部位的黄、绿色光最灵敏，对两边的紫光和红光都不灵敏。在人类进化过程中，眼睛对紫外光和红外光不产生视觉反应。紫外线会伤害人的眼睛，红外线只能刺激人的皮肤产生热的感觉。

技能训练二　可见分光光度法测定高锰酸钾的含量

【目的要求】

1. 巩固722N型分光光度计的操作使用。

2. 掌握可见分光光度法测定$KMnO_4$含量的原理和方法。

【方法提要】

$KMnO_4$是一种强氧化剂，含量较高时可用氧化还原滴定法测定其含量；低含量时可用可见分光光度法进行测定。$KMnO_4$水溶液呈紫红色，在可见光区有吸收，吸收峰位于525nm，因此，可采用可见分光光度法测定其含量。本实验采用标准曲线法进行定量测定。

【仪器与试剂】

仪器：722N型分光光度计，容量瓶（50ml、1000ml），吸量管（5ml）。

试剂：$KMnO_4$标准贮备液（0.5mg/ml），$KMnO_4$样品溶液（约0.5mg/ml）。

【实训步骤】

1. 操作步骤

（1）溶液的配制

标准系列溶液的配制　分别精密吸取$KMnO_4$标准贮备液（0.5mg/ml）1.0、2.0、3.0、4.0、5.0ml置于5个50ml容量瓶中，用蒸馏水稀释至刻度，摇匀。

供试液的配制　精密吸取$KMnO_4$样品溶液3.0ml置于50ml容量瓶中，用蒸馏水稀释至刻度，摇匀。

（2）溶液吸光度测定

标准曲线的绘制　用1cm吸收池，以蒸馏水为空白溶液，在525nm处依次测定上述标准系列溶液中各溶液的吸光度。以吸光度为纵坐标，浓度为横坐标，绘制标准曲线。

供试液的测定　测定供试液的吸光度，平行测定三次，取平均值（A_x）。从标准曲线上查出$KMnO_4$供试液的浓度（C_x），并计算$KMnO_4$样品溶液的浓度（$C_{样品}$）。

2. 数据记录

标准溶液体积（ml）	1.0	2.0	3.0	4.0	5.0	样品溶液 3.0ml
标准溶液浓度（μg/ml）	10.0	20.0	30.0	40.0	50.0	供试液浓度 C_x =
吸光度（A）						

3. 计算式

$$C_{样品} = C_x 50/V_{样品}$$

1. 打开吸收池暗盒盖时，调透光率为零，关闭吸收池暗盒盖时，调透光率为 100%。

2. 不测定时，吸收池暗合盖应处于打开状态。

3. 吸收池盛装溶液之前应用待装液润洗 3 次。

4. 应由稀至浓测定溶液的吸光度。

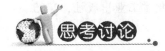

根据制作标准曲线测得数据，判断本次实验所得浓度与吸光度之间的线性关系好不好，分析其原因。

参考文献

[1] 卢小曼. 分析化学 [M]. 北京：中国医药科技出版社，1999.

[2] 雷丽红. 分析化学实验（第二版）[M]. 北京：中国医药科技出版社，2005.

[3] 郑敏. 药物分析技术基础 [M]. 南京：河海大学出版社，2006.

[4] 漳州师范学院化学与环境科学系无机及材料化学教研室. 无机化学实验 [M]. 厦门：厦门大学出版社，2007.

[5] 王建梅 刘晓薇. 化学实验基础 [M]. 北京：化学工业出版社，2002.

[6] 辛述元. 无机及分析化学实验 [M]. 北京：中国医药科技出版社，2005.

[7] 俞斌. 无机与分析化学实验 [M]. 北京：中国医药科技出版社，2009.

[8] 倪哲明. 新编基础化学实验（Ⅰ）——无机及分析化学实验 [M]. 北京：化学工业出版社，2006.

[9] 卞小琴. 基本化学实验实训 [M]. 上海：上海交通大学出版社，2012.

[10] 张虹. 药品质量检测技术综合实训教程 [M]. 北京：化学工业出版社，2005.